運動・からだ図解

消化器の オールカラー しくみ

東京大学医学部附属病院
山田篤生（監修）

JN073002

マイナビ

はじめに

消化器とは人が生きていくうえで必要なエネルギーを得るために、食べたものを体内に摂取し消化された食物から栄養素の吸収と不消化物の排泄を行う器官のことです。

消化器には食道、胃、小腸、大腸などの消化管、肝臓、胆管や胆のう、膵臓など多くの臓器が関与しており、人の中で非常に大きな存在であり重要な役割を担っています。また、良性、悪性を問わず消化器疾患は多種多様でありその頻度も高く、日常臨床においては消化器疾患を抱えた患者さんに多く遭遇することになります。例えば、我が国におけるがんの死亡者数の上位は消化器がんで占められていますし、逆流性食道炎の患者数は1500万人にもなるといわれています。

したがって、医師だけでなく、看護師、検査技師などの多くのメディカルスタッフ、またこれらを目指す学生にとって、消化器および消化器疾患を避けて通ることはできず、どのような職種であれ基本的知識は必要不可欠です。近年、医学の進歩により個々の疾患の病態が解明され、病態に応じた治療法を行うことができるようになり、それにともない求められる知識量も増加してきています。

本書では、消化器各臓器の解剖やその生理機能、代表的な消化器疾患の病態、診断、治療について、簡潔にわかりやすいイラスト付きで解説しており、消化器および消化器疾患を理解できるよう心がけています。本書がより多くのメディカルスタッフおよびそれを目指す学生諸君に役に立つことを願う次第です。

東京大学医学部附属病院消化器内科
山田篤生

目次

第3章 肝臓・膵臓・胆のうのしくみと働き

第4章 栄養素、消化と吸収

本書の使い方

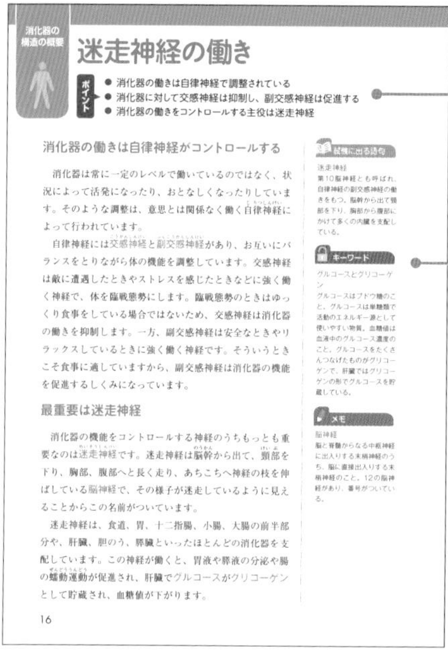

消化器の構造の概要

迷走神経の働き

ポイント
- 消化器の働きは自律神経で調整されている
- 消化器に対して交感神経は抑制し、副交感神経は促進する
- 消化器の働きをコントロールする主役は迷走神経

消化器の働きは自律神経がコントロールする

消化器は常に一定のレベルで働いているのではなく、状況によって活発になったり、おとなしくなったりしています。そのような調整は、意思とは関係なく働く自律神経によって行われています。

自律神経には交感神経と副交感神経があり、お互いにバランスをとりながら体の機能を調整しています。交感神経は敵に遭遇したときやストレスを感じたときなどに強く働く神経で、体を臨戦態勢にします。臨戦態勢のときはゆっくり食事をしている場合ではないため、交感神経は消化器の働きを抑制します。一方、副交感神経は安全なときやリラックスしているときに強く働く神経です。そういうときこそ食事に適していますから、副交感神経は消化器の機能を促進するしくみになっています。

最重要は迷走神経

消化器の機能をコントロールする神経のうちもっとも重要なのは迷走神経です。迷走神経は脳幹から出て、頸部を下り、胸部、腹部へと長く走り、あちこちへ神経の枝を伸ばしている脳神経で、その様子が迷走しているように見えることからこの名前がついています。

迷走神経は、食道、胃、十二指腸、小腸、大腸の前半部分や、肝臓、胆のう、膵臓といったほとんどの消化器を支配しています。この神経が働くと、胃液や膵液の分泌や腸の蠕動運動が促進され、肝臓でグルコースがグリコーゲンとして貯蔵され、血糖値が下がります。

試験に出る語句

迷走神経
第10脳神経とも呼ばれ、自律神経の副交感神経の働きをもつ。脳幹から出て頸部を下り、胸部から腹部にかけて多くの内臓を支配している。

キーワード

グルコースとグリコーゲン
グルコースはブドウ糖のこと。グルコースは単糖類で活動のエネルギー源として使いやすい物質。血糖値は血液中のグルコース濃度のこと。グルコースをたくさんつなげたものがグリコーゲンで、肝臓ではグリコーゲンの形でグルコースを貯蔵している。

メモ

脳神経
脳と脊髄からなる中枢神経に出入りする末梢神経のうち、脳に直接出入りする末梢神経のこと。12の脳神経があり、番号がついている。

16

ポイント

このページでまとめられている内容のポイントを箇条書きで挙げています。

3種類の注釈

試験に出る語句

各種資格試験において出題頻度が高い語句をピックアップしています。

キーワード

本文中で大切な用語を解説しています。

メモ

理解を深めるための補足や、さらに詳しい解説を掲載しています。

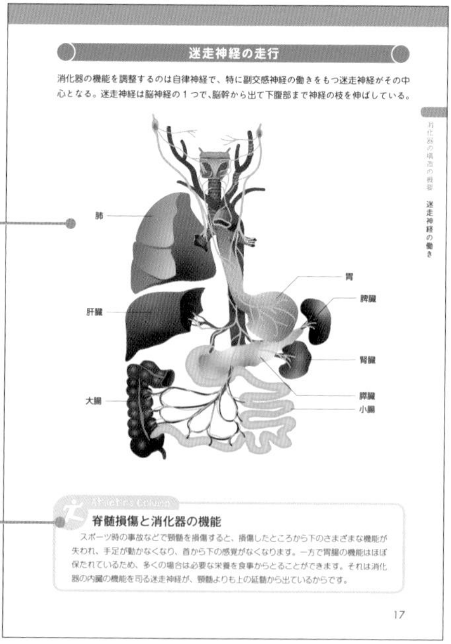

迷走神経の走行

消化器の機能を調整するのは自律神経で、特に副交感神経の働きをもつ迷走神経がその中心となる。迷走神経は脳神経の1つで、脳幹から出て下腹部まで神経の枝を伸ばしている。

Athletics Column

脊髄損傷と消化器の機能

スポーツ時の事故などで頸髄を損傷すると、損傷したところから下のさまざまな機能が失われ、手足が動かなくなり、首から下の感覚がなくなります。一方で胃腸の機能はほぼ保たれているため、多くの場合は必要な栄養を食事からとることができます。それは消化器の内臓の機能を司る迷走神経が、頸髄よりも上の延髄から出ているからです。

17

カラー図解イラスト

消化器のしくみを、わかりやすいカラーイラストで図解しています。

コラム

コラムは2種類。Athletics Column は運動やからだに関する幅広い知識を掲載し、Column は、ページ内で解説した内容に関する幅広い関連知識を掲載しています。

第1章

消化器の構造の概要

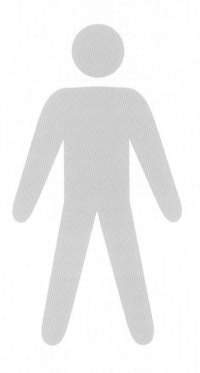

消化器の構造

ポイント
- 消化器とは食べ物の消化と吸収を担う臓器のこと
- 口から肛門につながる消化管が消化器の中心
- 肝臓、膵臓、胆のうも消化器の仲間

消化と吸収を担当する臓器

人は飲まず食わずでは生きられません。光合成で成長に必要な栄養素をつくり出せる植物とは違い、人は生きるために必要な栄養素（P.110参照）を飲み物や食べ物から取り込まなければならないのです。口から摂取した飲み物や食べ物は、体内に取り込める形にまで分解する必要があります。その働きを消化といい、消化した物質を体内に取り込むことを吸収といいます。そしてこれらの役割を担うのが消化器です。さらに消化器は、吸収した物質を使って体に必要な物質を合成したり、消化・吸収できずに残ったカスを排泄したりする役割も担っています。

消化器は消化管と肝臓などの臓器からなる

消化器の中心となるのは、口（P.24参照）から肛門（P.76参照）までつながる１本の管、消化管です。消化管には、咽頭（P.34参照）、食道（P.38参照）、胃（P.40参照）、十二指腸（P.46参照）、空腸・回腸（P.50参照）、大腸（P.66参照）といった部分があります。消化管の中は外とつながっているので無菌ではありません。特に腸には多くの細菌が棲んでいて（P.62参照）、人に害を及ぼす菌を殺してくれる菌や、消化・吸収した残りカスを分解して人体に有益な物質をつくる菌もいます。

また、食べ物の消化に関わる消化液をつくったり、それを消化管に注ぎ込んだりする膵臓（P.100参照）や胆のう（P.96参照）、吸収した栄養素の貯蔵や加工など多くの役割を担う肝臓（P.82参照）も消化器の仲間です。

試験に出る語句

消化管
口から肛門までの管状のもの。口腔、咽頭、食道、胃、十二指腸、小腸、大腸の各部分に分けられる。

消化液
食べ物を消化する消化酵素を含む体液。唾液、胃液、膵液、腸液がある。

キーワード

消化
食べたり飲んだりしたものを吸収できる形まで分解すること。

吸収
消化管内にある消化された物質を血管やリンパ管の中に取り込むこと。

メモ

細菌
微生物のうち細胞膜や細胞壁をもつ単細胞の生物。細胞核はもたない。人体には、消化管の中や皮膚に100兆個以上の細菌が棲んでいるといわれる。

消化器の全貌

消化器とは食べ物や飲み物の消化と吸収を担う臓器のことで、口から肛門までつながる消化管と、肝臓、膵臓、胆のうで構成される。

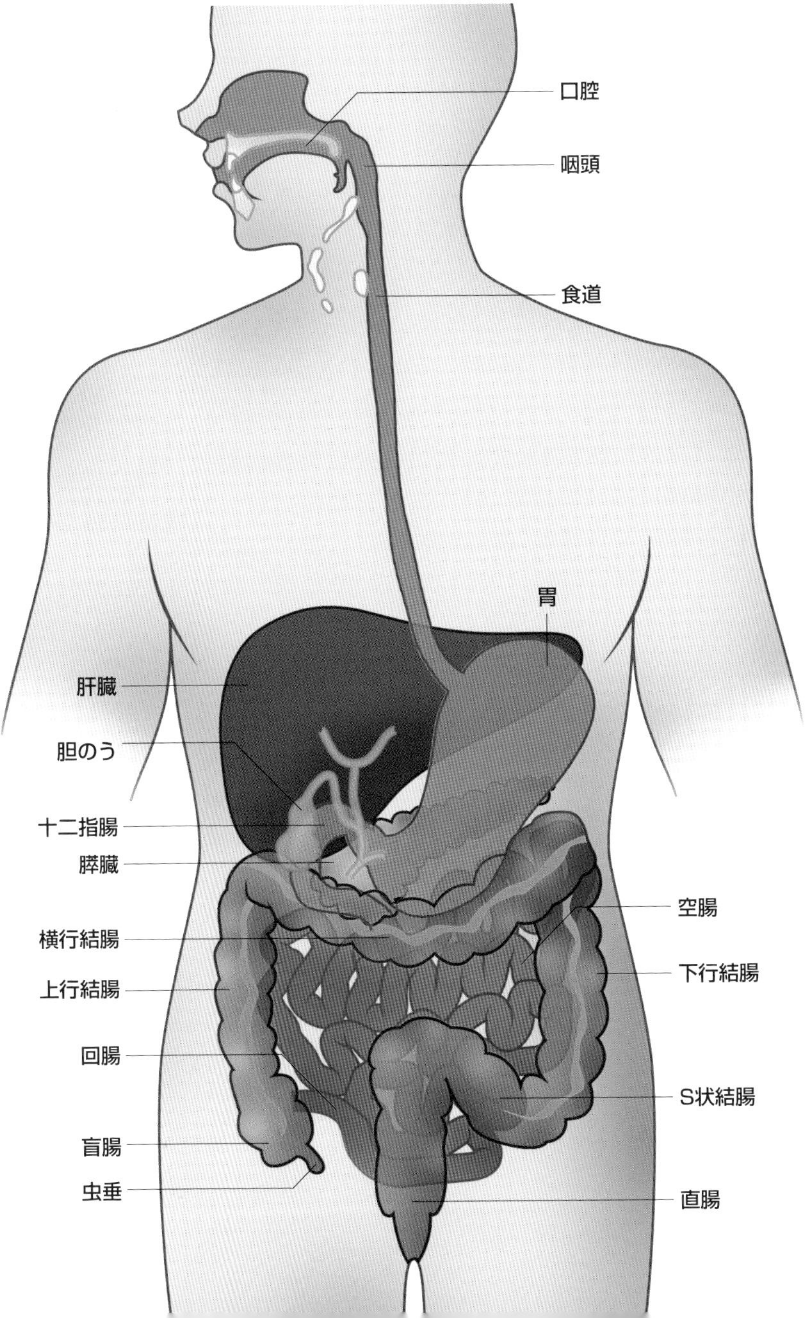

口から肛門までの飲食物の旅

ポイント
- 口から肛門までの間に飲食物を消化し栄養素を吸収する
- 消化とは飲食物を吸収できる大きさの分子に分解すること
- 吸収とは栄養素を小腸の細胞を経て血管などに取り込むこと

食べ物を吸収できる形に消化する

消化器の仕事は、飲み物や食べ物を消化し、体に必要な栄養素を吸収することです。吸収した栄養素は、体を動かすためのエネルギー源として、骨や筋肉、皮膚、血液など体の構造物の材料として、または体のさまざまな機能を正常に働かせるために利用します。

飲食物は、そのままの形状では栄養素として吸収することはできません。栄養素は小腸の粘膜に並ぶ**吸収上皮細胞**を介して血管やリンパ管に吸収されるので、口から入って小腸に到達するまでに、細胞膜や血管などの壁を通れるくらい小さい分子に分解＝消化しなければならないのです。消化には、歯で噛んだり、消化管が活発に動いて（P.18参照）中身をかき混ぜたりつぶしたりする**機械的（物理的）消化**と、消化酵素によって分子の鎖を切って小さい分子にする**化学的消化**があります。

吸収した栄養素は肝臓へ、カスは便に

吸収した栄養素の大半は肝臓に送られます。肝臓は届いた栄養素を貯蔵し、それを材料にして体に必要な物質を合成し、全身へ送り出します。薬やアルコールなどを無毒化するのも肝臓の仕事です（P.88～91参照）。

一方、栄養素を吸収して残った「カス」は、大腸を流れる間に水分が抜かれて便（うんこ）となり、肛門から排泄されます。

口から入って肛門から捨てられるまでの食べ物の旅は、正常な場合、常に一方通行です。

試験に出る語句

機械的消化
歯で噛んだり、消化管が動いてつぶしたり、かき混ぜたりして消化すること。

化学的消化
酸や消化酵素で化学的に栄養素の分子構造を切って小さい分子にすること。

キーワード

吸収上皮細胞
小腸の粘膜表面に並ぶ細胞で、栄養素を吸収する働きをする（P.54参照）。

メモ

脂質の消化・吸収のしくみ
脂質は、糖質やたんぱく質の消化・吸収のしくみと違い、一部が血管ではなくリンパ管に取り込まれる（P.122参照）。

食べ物の旅は一方通行

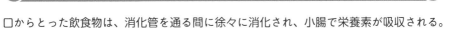

口からとった飲食物は、消化管を通る間に徐々に消化され、小腸で栄養素が吸収される。残りのカスは便（うんこ）となって排泄される。

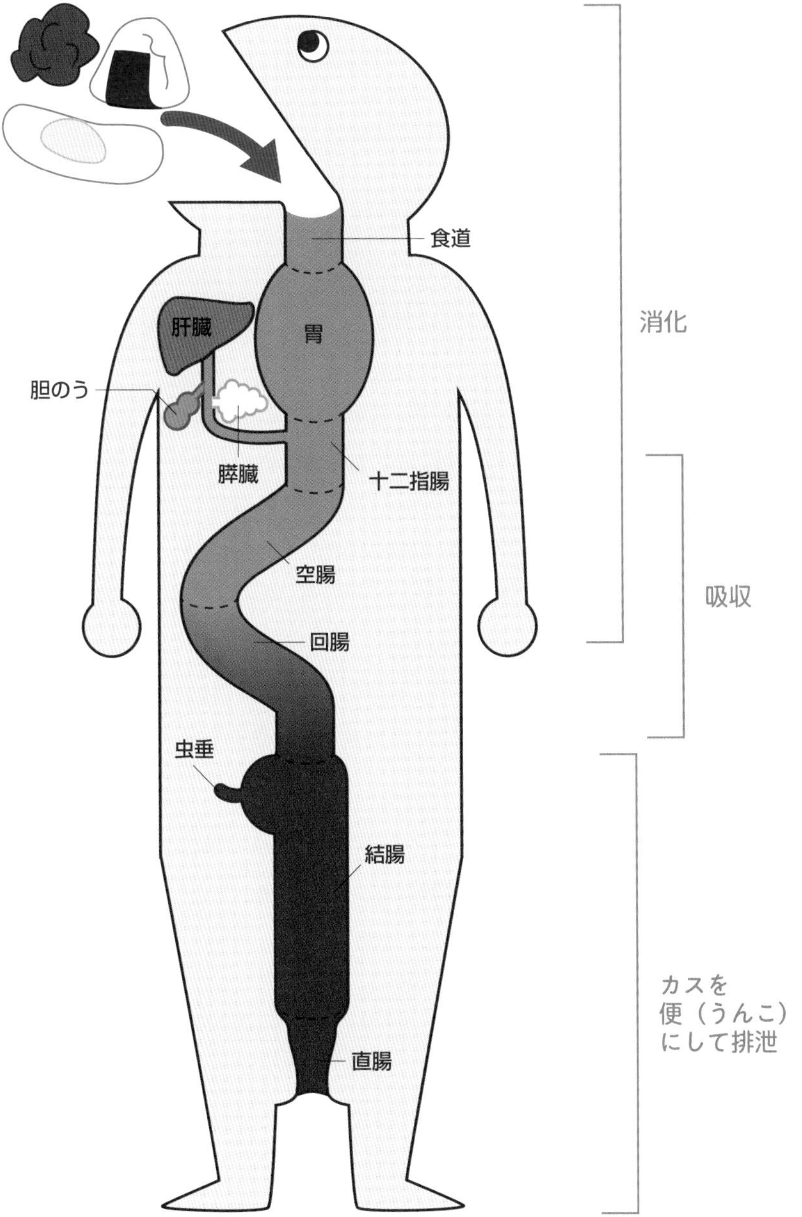

消化器の血流と血管

ポイント
- 消化器に血液を届ける動脈は腹部大動脈から分かれる
- 消化管から出る静脈の大半が門脈となって肝臓に入る
- 肝臓から出た肝静脈が心臓に戻る

消化器に血液を送る動脈の流れ

消化器には主に腹腔動脈、上腸間膜動脈、下腸間膜動脈という3本の太い動脈が血液を送り込んでいます。ただし食道の上半分ほどのところや直腸の下半分には、この3本とは別の動脈から血液が供給されています。

腹腔動脈は、心臓から出た大動脈が横隔膜を貫き、腹部に入った腹部大動脈から前方に出る動脈で、食道の下3分の1ほどや胃、肝臓、十二指腸や膵臓へ血流を送ります。上腸間膜動脈は腹腔動脈のすぐ下から出る動脈で、膵臓、十二指腸、小腸の大半、大腸の前半分ほどの部分に血液を送ります。また下腸間膜動脈は腹部大動脈の下のほうから出る動脈で、大腸の後半部分から直腸の上半分ほどのところに血液を供給しています。

消化器から出る静脈の流れ

静脈とは臓器などから出て心臓に戻る血管のことです。静脈には通常、臓器などを通った“使用済み”の血液が流れていますが、消化管からの静脈は違います。消化管から出る静脈には消化管で吸収した栄養素がたっぷり含まれていて、それらの貯蔵や加工のため一度肝臓に集められます。

集められた消化管から出る静脈は上腸間膜静脈と下腸間膜静脈となり、胃や膵臓などからの静脈と合流し、門脈となって肝臓に入ります。肝臓に入ると次々に分岐し、貯蔵や加工などの仕事をするユニットである肝小葉（P.84参照）の間を走ったあと、合流して肝静脈となり、肝臓から出て心臓へと戻っていきます。

試験に出る語句

腹腔動脈
腹部大動脈のはじめのあたりから前方に出る動脈。

上腸間膜動脈
腹腔動脈の下から出る動脈。

下腸間膜動脈
腹部大動脈の下のほうから出る動脈。

上腸間膜静脈・下腸間膜静脈
胃腸から出る血管は集まって上腸間膜静脈と下腸間膜静脈になり、合流して門脈となって肝臓に入る。

門脈
胃腸からの血液を集めて肝臓に入る血管。肝門脈ともいう。

メモ

門脈の意味
門脈とは2つの毛細血管にはさまれた血管のこと。小腸などの臓器の毛細血管は集まって門脈になり、もう一度肝臓内で毛細血管網に入る。

消化器の血液の流れ

消化器を流れる血管には、消化器に血液を送り込む動脈と、消化器から出る血液を送る静脈がある。

動脈血の流れ

消化器には主に腹部大動脈から分かれる腹腔動脈、上腸間膜動脈、下腸間膜動脈が血液を送り込む。

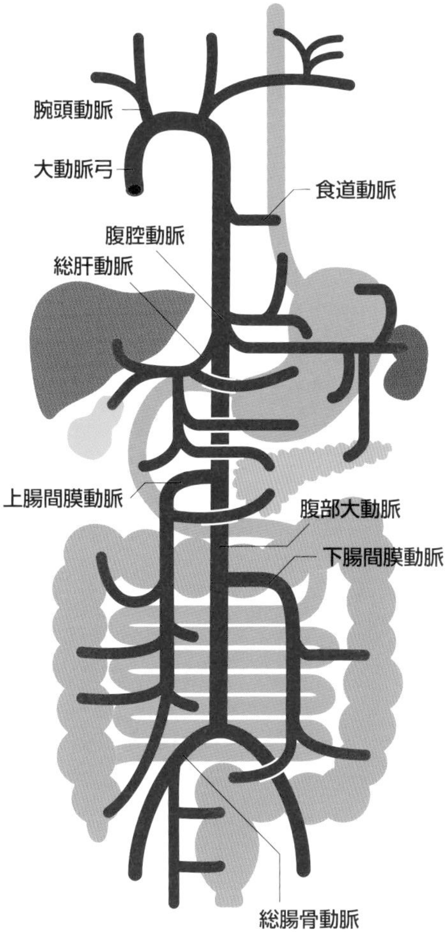

静脈血の流れ

消化管から出る静脈は集まって門脈となり肝臓に入る。肝臓から出る肝静脈が心臓に戻る。

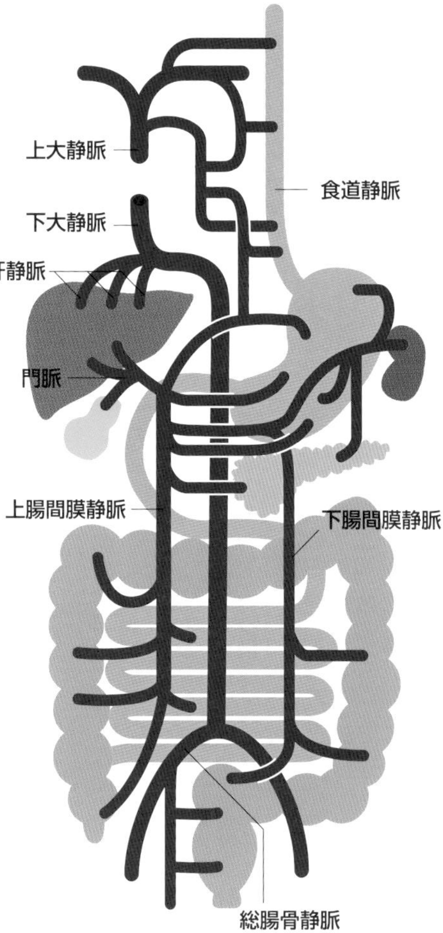

迷走神経の働き

ポイント
- 消化器の働きは自律神経で調整されている
- 消化器に対して交感神経は抑制し、副交感神経は促進する
- 消化器の働きをコントロールする主役は迷走神経

消化器の働きは自律神経がコントロールする

消化器は常に一定のレベルで働いているのではなく、状況によって活発になったり、おとなしくなったりしています。そのような調整は、意思とは関係なく働く自律神経によって行われています。

自律神経には交感神経と副交感神経があり、お互いにバランスをとりながら体の機能を調整しています。交感神経は敵に遭遇したときやストレスを感じたときなどに強く働く神経で、体を臨戦態勢にします。臨戦態勢のときはゆっくり食事をしている場合ではないため、交感神経は消化器の働きを抑制します。一方、副交感神経は安全なときやリラックスしているときに強く働く神経です。そういうときこそ食事に適していますから、副交感神経は消化器の機能を促進するしくみになっています。

最重要は迷走神経

消化器の機能をコントロールする神経のうちもっとも重要なのは迷走神経です。迷走神経は脳幹から出て、頸部を下り、胸部、腹部へと長く走り、あちこちへ神経の枝を伸ばしている脳神経で、その様子が迷走しているように見えることからこの名前がついています。

迷走神経は、食道、胃、十二指腸、小腸、大腸の前半部分や、肝臓、胆のう、膵臓といったほとんどの消化器を支配しています。この神経が働くと、胃液や膵液の分泌や腸の蠕動運動が促進され、肝臓でグルコースがグリコーゲンとして貯蔵され、血糖値が下がります。

試験に出る語句

迷走神経
第10脳神経とも呼ばれ、自律神経の副交感神経の働きをもつ。脳幹から出て頸部を下り、胸部から腹部にかけて多くの内臓を支配している。

キーワード

グルコースとグリコーゲン
グルコースはブドウ糖のこと。グルコースは単糖類で活動のエネルギー源として使いやすい物質。血糖値は血液中のグルコース濃度のこと。グルコースをたくさんつなげたものがグリコーゲンで、肝臓ではグリコーゲンの形でグルコースを貯蔵している。

メモ

脳神経
脳と脊髄からなる中枢神経に出入りする末梢神経のうち、脳に直接出入りする末梢神経のこと。12の脳神経があり、番号がついている。

迷走神経の走行

消化器の機能を調整するのは自律神経で、特に副交感神経の働きをもつ迷走神経がその中心となる。迷走神経は脳神経の１つで、脳幹から出て下腹部まで神経の枝を伸ばしている。

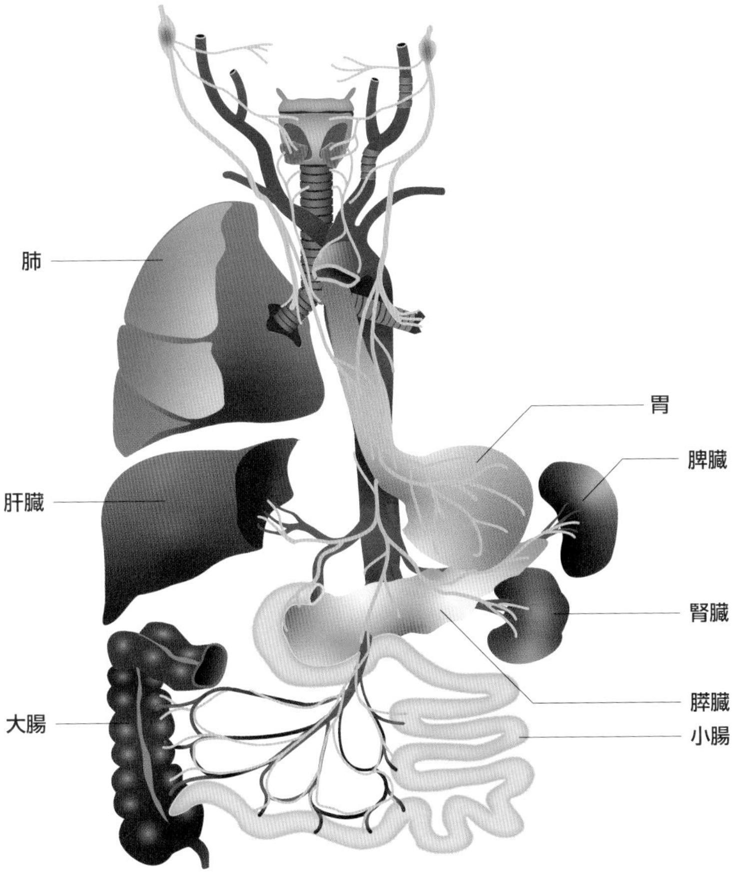

Athletics Column

脊髄損傷と消化器の機能

スポーツ時の事故などで頸髄を損傷すると、損傷したところから下のさまざまな機能が失われ、手足が動かなくなり、首から下の感覚がなくなります。一方で胃腸の機能はほぼ保たれているため、多くの場合は必要な栄養を食事からとることができます。それは消化器の内臓の機能を司る迷走神経が、頸髄よりも上の延髄から出ているからです。

消化管の蠕動運動

ポイント
- 消化管の中のものはどんな姿勢でも一方通行で先に進む
- 消化管の蠕動運動により中身が先に送られる
- 一部の消化管では振子運動や分節運動もみられる

食べ物を先へ先へと送る動き

飲んだり食べたりしたものは、口から入ると肛門まで一方通行で進んでいきます。逆立ちをしても、無重力の中でも一方通行は変わりません。それは消化管全体がウネウネと動き、中身を先へ先へと送るからです。

一方通行の流れをつくるのは消化管全体に共通してみられる**蠕動運動**です。イモ虫のような虫が這う動きに見えることからこの名前がついています。中身より前方の部分がゆるみ、後ろの部分がくびれて、そのゆるみとくびれの部分が進んでいくことで中身を先へと進めます。

消化管には、ジャバラホースが伸び縮みするような動きの**振子運動**や、腸の隣り合った部分がくびれとゆるみを交互に繰り返す**分節運動**がみられます。これらは中身を前に進める力はないものの、中身をつぶしたり、混ぜたりする効果があります。

消化管の壁にある筋層が動きをつくる

蠕動運動などの動きが生じるのは、消化管の壁の中に筋肉の層があるからです。消化管の壁は、内側から粘膜層、粘膜下層、筋層、漿膜でできています（食道は漿膜がない）。そして筋層は、内側の輪状筋と外側の縦走筋の2層になっています（胃だけは部分的に3層。P.40参照）。蠕動運動や分節運動は主に輪状筋の、振子運動は主に縦走筋の作用によって起こります。

消化管の壁の筋肉は、体を動かす筋肉と違い自分の意思で動かすことはできません（**不随意筋**）。

試験に出る語句

蠕動運動
消化管の中身の前方が弛緩し、後方部分が収縮することで中身を前方へと送る動き。消化管全体に見られる。

振子運動
ジャバラホースが伸び縮みするような動きで、消化管の中身を撹拌する。空腸によく見られる。

分節運動
消化管の隣どうしの部分が収縮と弛緩を交互に繰り返す動きで、中身をつぶし撹拌する。回腸でよくみられる。

キーワード

不随意筋
消化管や血管などの壁にある筋肉は自分の意思では動かせないため不随意筋という。また表面に縞などがないことから平滑筋という。その動きは自律神経によってコントロールされる。

メモ

蠕動運動で生じるスピード
蠕動運動によって中身が進むスピードはおおよそ1秒に1cmといわれる。

消化管の動き

消化管の動きには下記の３種類がある。

蠕動運動

中身の前方がゆるみ、後方が収縮することで中身が先に進む。

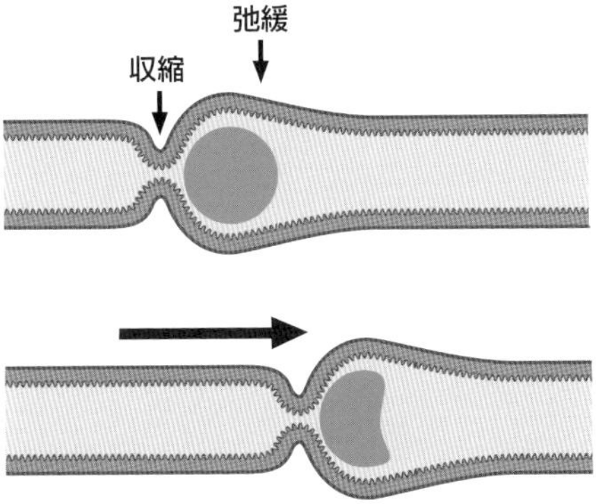

振子運動

ジャバラホースが伸び縮みするような運動。中身をよく撹拌する。

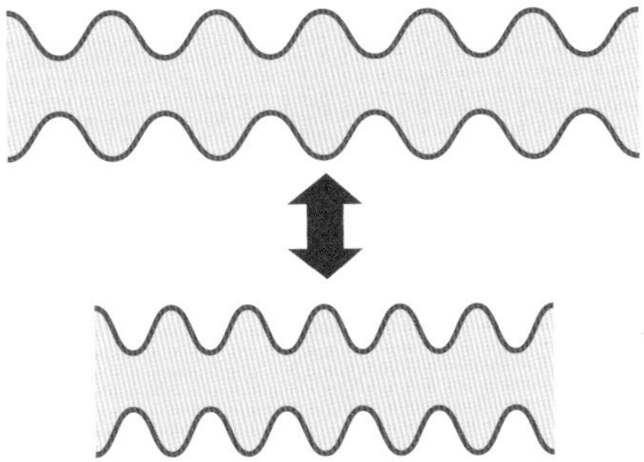

分節運動

隣どうしの部分が収縮と弛緩を繰り返す。中身をつぶし、撹拌する。

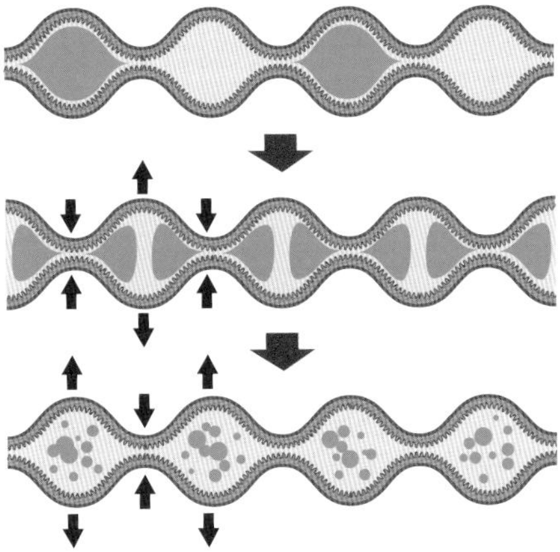

腹膜は臓器の位置を保つ

ポイント
- 腹膜は腹腔の内面と臓器を覆う半透明の膜
- 腹壁につく壁側腹膜と臓器を覆う臓側腹膜は1つの袋
- 臓器を覆って吊り下げ、正常な位置を保つ

腹膜のおかげで腹部の臓器は落ちない

横隔膜の下のお腹の中の空間を腹腔といいます。腹腔には消化器をはじめ腎臓や膀胱、脾臓、女性では卵巣・子宮といったたくさんの臓器が入っています。それらの臓器はだいたいの位置を保っていて、たとえ飛び跳ねても下のほうに落ちてしまうことはありません。それは**腹膜**と呼ばれる膜が臓器を支えているからです。

腹膜は薄い半透明の膜で、腹腔の内面に張りついている部分を**壁側腹膜**、臓器の表面を覆っている部分を**臓側腹膜**といいます。この腹膜が腹腔にある多くの臓器を吊り下げていて、正常な位置に保ってくれています。また壁側腹膜と臓側腹膜はつながっており、全体で1つの袋になっています。その中の空間である腹膜腔には少量の水（**漿液**）が入っていて、体の動きで臓器が揺れたときの摩擦を減らしてくれています。

また臓側腹膜が2枚重なっているところを**間膜**といい、そこには臓器に出入りする神経や血管が通っています。

腹膜より後ろにある臓器はあまり動かない

背中側の腹壁と壁側腹膜との間には空間があり、これを**腹膜後腔**（**後腹膜腔**）といいます。腹膜後腔には腎臓と尿管、膵臓、十二指腸、**上行結腸**、**下行結腸**、直腸があり、これらの臓器は**腹膜後器官**（**後腹膜臓器**）と呼ばれます。腹膜後器官は臓側腹膜では覆われておらず、腹壁と壁側腹膜との間にはさまるように固定されていて、体を動かしてもあまり動きません。

試験に出る語句

腹膜
腹腔の内面と腹腔内にある多くの臓器の表面を覆う半透明の薄い膜。

壁側腹膜
腹膜の、腹腔の壁（腹壁）の内面についている部分。臓側腹膜とつながっていて1つの袋になっている。

臓側腹膜
腹膜の、臓器を覆っている部分。壁側腹膜とつながっていて1つの袋になっている。

腹膜後腔（後腹膜腔）
背中側の腹壁と壁側腹膜の間の空間。十二指腸や膵臓など一部の臓器がここにある。

腹膜後器官（後腹膜臓器）
腹膜後腔にある臓器で、腹壁と腹膜の間にはさまれて固定されている。腎臓、尿管、膵臓、十二指腸、上行結腸、下行結腸、直腸。

腹膜の構造

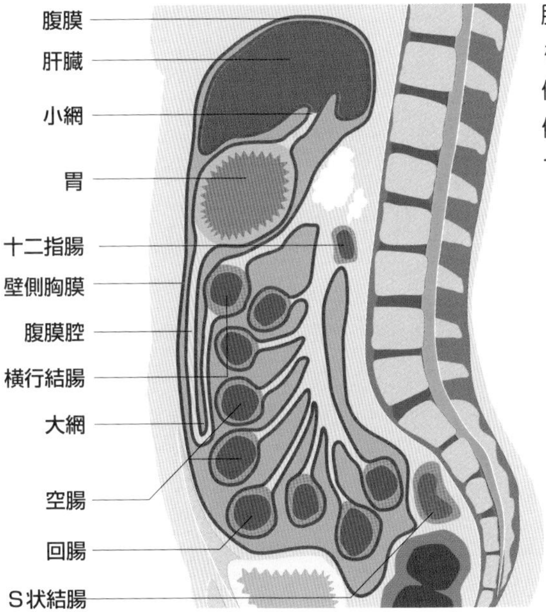

腹膜は腹壁の内面と臓器の表面を覆う膜。腹壁についている壁側腹膜と、臓器の表面を覆う臓側腹膜があり、両者はつながって１つの袋になっている。

腹膜後腔（後腹膜腔）

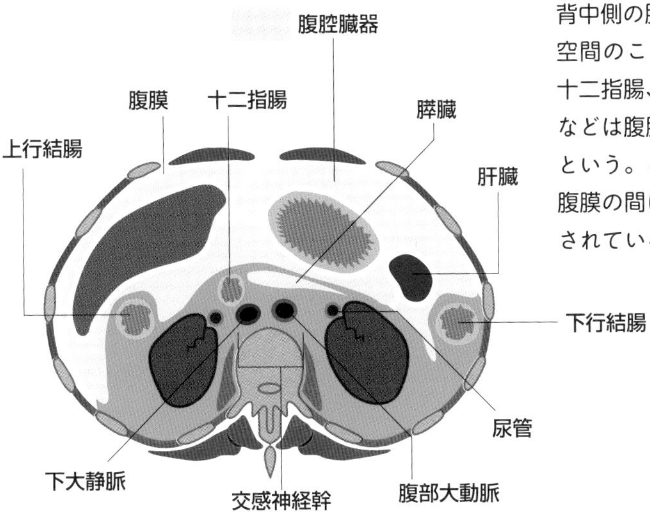

背中側の腹壁と壁側腹膜の間の空間のこと。ここにある膵臓、十二指腸、上行結腸、下行結腸などは腹膜後器官（後腹膜臓器）という。これらの臓器は腹壁と腹膜の間にはさまれてほぼ固定されている。

コラム

口から食べることの大切さ

食事を用意したり噛んで食べたりするのはめんどうだから、いっそ点滴で栄養を入れてほしい。そんなことを考えている人はいませんか。未来の食事はきっとそうなる？　いいえ。それは間違った考え方です。

例えば筋肉は使わないでいると徐々に衰え、筋肉量も筋力も低下してしまうことはよく知られています。消化管も同様に長く使わないでいると、消化管の運動（P.18 参照）が著しく低下するため筋層が薄くなり、粘膜が萎縮し、小腸の絨毛（P.54 参照）がなくなっていきます。それだけでなく、消化器が全体の 60％を担うともいわれる免疫の機能（P.64 参照）も低下してしまいます。ですから可能な限り、栄養は口から食べ物を食べて摂取するようにするべきなのです。

食べ物を口から食べて栄養を摂取することを経口摂取といいます。当然のことながら、経口摂取なら消化器をすべて使います。しかし高齢者や胃腸の病気がある人、手術の後などには状況に応じて経口摂取以外の方法で栄養をとることがあります。

ものを噛むことや飲み込むことに問題があるものの、胃腸の消化・吸収の機能が保たれている場合は、鼻から胃まで管を入れて栄養剤を注入する経管栄養や、お腹にあけた穴から胃に管を入れて栄養剤を入れる胃瘻などの方法をとります。これらの方法なら胃腸の機能はちゃんと使うため、粘膜の萎縮などの問題はかなり予防できます。

消化管の手術や激しい胃腸炎などで胃腸に食べ物を流すことができない場合は、静脈に針や管を刺して栄養剤を投与する静脈栄養を行うしかありません。手足の静脈から投与する一般的な点滴では、濃度の高いものは投与できず十分な栄養がとれない場合があります。一方、鎖骨下の静脈などから管を入れる中心静脈栄養法では、管の先を心臓の近くまで進め、やや濃度の高い栄養剤を投与することができます。静脈栄養では消化管の機能を一切使わないので、できるだけ早く経口摂取か経管栄養に切り替えることが望ましいとされています。

第 2 章

消化管のしくみと働き

口は消化管の入り口

ポイント

- 口の中の空間を口腔という
- 口腔内は粘膜で覆われていて、唾液で潤っている
- 食べ物を噛み、でんぷんの消化を開始する

口腔の構造

口は消化管の入り口です。口の中の空間を**口腔**（こうくう）といいます。外周には口唇（こうしん）（くちびる）がついていて、その周囲には**口輪筋**（こうりんきん）や**大**（だい）**・小頬骨筋**（しょうきょうこつきん）など口唇を動かす筋肉がついています。口の骨格は下顎骨（かがくこつ）と上顎骨（じょうがくこつ）、口蓋骨（こうがいこつ）などで構成され、下顎骨と関節をつくる側頭骨（そくとうこつ）も口腔の機能に関わります。

口腔内は粘膜で覆われ、常に唾液（P.26参照）で潤っています。歯（P.28参照）は上顎骨と下顎骨に埋まっていて、その根元の部分は歯肉（しにく）で覆われています。

下顎の歯列の内側には舌（P.30参照）があります。舌は筋肉のかたまりでよく動き、表面の粘膜には味を感知する味蕾（みらい）という装置がたくさん配置されています。

口腔内の天井にあたる部分を**口蓋**（こうがい）といいます。口蓋骨があって硬いところが硬口蓋（こうこうがい）、その奥の骨がなく柔らかい部分が軟口蓋（なんこうがい）です。軟口蓋の真ん中には俗に「のどちんこ」と呼ばれる口蓋垂（こうがいすい）がぶら下がっています。口蓋の奥が咽頭（P.34参照）で、その先が食道です。

口の消化器としての働き

食べ物を噛み、味わい、飲み込むのが口の仕事です。舌で食べ物を動かしながら、顎と歯で食べ物を咀嚼（そしゃく）（P.32参照）して細かくし（機械的消化）、唾液と混ぜてでんぷんの消化（化学的消化）を開始します。また塩味や甘味などの味の成分を舌の味蕾で感知し、食べ物を味わいます。そしてある程度細かくした食べ物を、口腔の奥に送って飲み込みます（嚥下（えんげ）、P.36参照）。

試験に出る語句

口腔
口の中の空間。粘膜で覆われる。歯、舌、唾液腺がある。

口蓋
口腔内の天井にあたる部分のこと。前方には口蓋骨があり硬いため、硬口蓋という。また、後方の骨がなく柔らかい部分を軟口蓋といい、ここに口蓋垂（のどちんこ）がぶら下がっている。

キーワード

口輪筋、大・小頬骨筋
口（口唇）を動かす筋肉は、手足の筋肉と違って皮膚につく（皮筋）。顔の皮膚を動かして表情をつくる（表情筋）。

メモ

口の消化器以外の働き
口は食べるという消化器としての働きだけでなく、口呼吸、発声、表情をつくるといった働きもする。

口腔内消化
口腔内で行われる機械的消化と化学的消化をあわせて口腔内消化という。

口腔の構造

口の中を口腔という。口腔には歯、舌、唾液腺などがある。

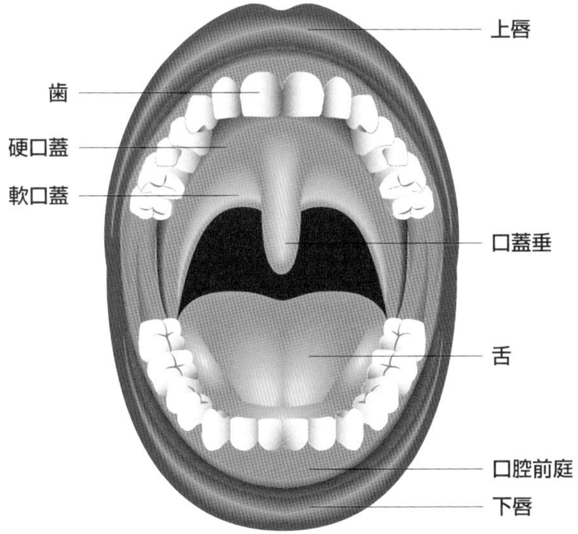

口の周囲の筋肉

口の周囲には、口唇や頬を動かす筋肉がついている。皮膚につく皮筋で、表情をつくる働きもある。

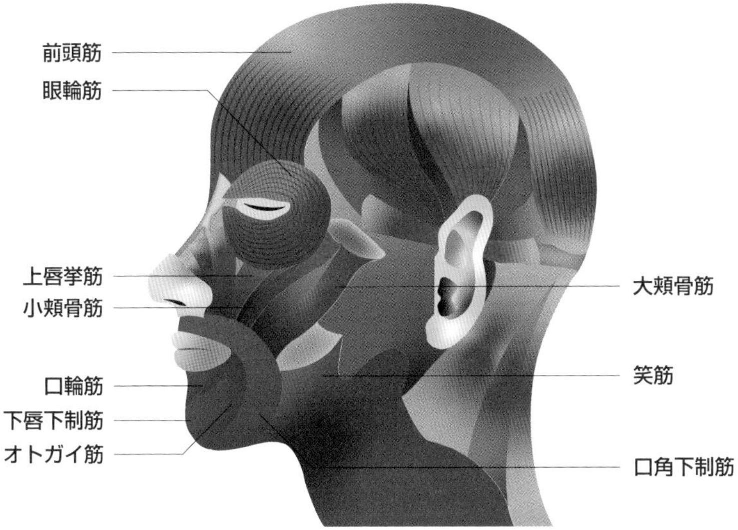

唾液腺と唾液

ポイント
- 唾液腺から分泌される唾液はムチンやアミラーゼを含む
- 耳下腺、顎下腺、舌下腺を大唾液腺という
- 口腔内には大唾液腺以外にも小唾液腺が点在している

大唾液腺は耳下腺、顎下腺、舌下腺の3つ

1日の唾液の分泌量は1～2ℓで、大半が食事中に分泌されています。

唾液は唾液腺から分泌されます。唾液腺には、大きくて唾液を流す導管がついている大唾液腺（だいたえきせん）と、米粒や小豆粒くらいの大きさで口腔粘膜のあちこちにある小唾液腺（しょうたえきせん）があります。大唾液腺には、耳の下の皮下にある耳下腺（じかせん）、下顎骨の内側下方にある顎下腺（がくかせん）、舌と下の歯列の間にある舌下腺（ぜっかせん）の3対があります。耳下腺からの導管は上の第2大臼歯の横あたりに、顎下腺からの導管は舌小帯（ぜつしょうたい）の下の舌下小丘（ぜっかしょうきゅう）に口を開いています。また舌下腺の導管は、1本が舌下小丘に口を開くほか、いくつかの短い導管が上に向かって舌の根元に口を開いています。

ネバネバの唾液とサラサラの唾液

唾液腺には粘液細胞（ねんえきさいぼう）と漿液細胞（しょうえきさいぼう）が並んでいます。粘液細胞はムチンというネバネバの物質を分泌し、食べ物や粘膜の表面を滑らかにして飲み込みやすくします。漿液細胞はでんぷんなどの糖質をマルトースに分解するアミラーゼという消化酵素を含むサラサラの唾液を分泌します。

唾液の分泌は自律神経（P.16参照）によって調節されます。リラックスしていて副交感神経が優位に働いているときは、漿液細胞からの分泌が増えてサラサラした唾液になります。逆に緊張やストレスで交感神経が優位になると、唾液の量が減るのに加え、分泌されるたんぱく質の量が増えるためネバネバした唾液になります。

試験に出る語句

大唾液腺
大きく、導管を持つ唾液腺のこと。耳下腺、顎下腺、舌下腺がある。

小唾液腺
口腔粘膜に点在する、小さく導管をもたない唾液腺。

キーワード

ムチン
糖たんぱく質のネバネバした物質。動物の体内で分泌される粘液に含まれる。納豆やオクラのネバネバもムチンである。

メモ

唾液中のアミラーゼ
ご飯を長く噛んでいると甘みを感じるようになるのはアミラーゼの働きでマルトースができるため。ただし、通常は口腔内の食べ物の滞在時間は短く、唾液のアミラーゼによる消化はほとんど進まない。

大唾液腺（耳下腺、顎下腺、舌下腺）

導管がついている大きな唾液腺を大唾液腺という。大唾液腺には、耳下腺、顎下腺、舌下腺がある。

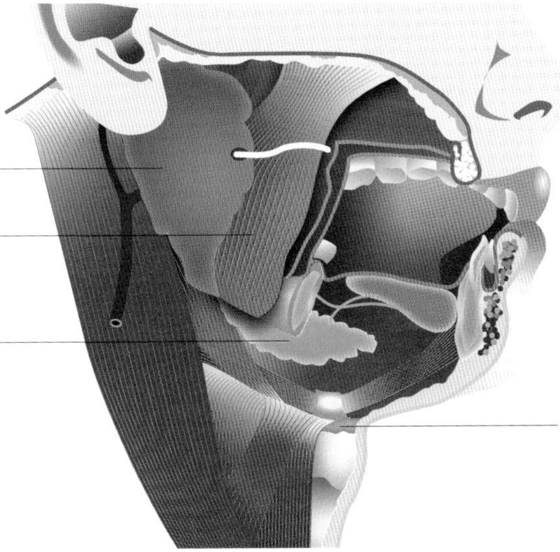

顎下腺と舌下腺の位置と導管

下顎骨を上から見たところ。顎下線は歯列の後方に、舌下腺は大臼歯の内側の粘膜の下にある。2つの唾液腺の導管が口を開く舌下小丘は切歯の内側の粘膜にある。

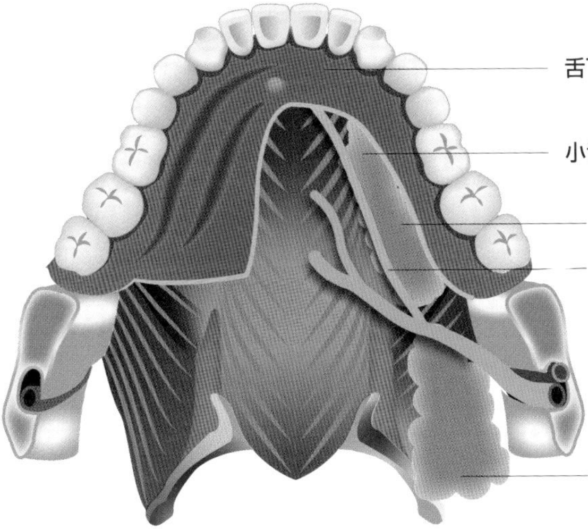

歯、乳歯と永久歯

ポイント

- 歯牙は上顎骨と下顎骨に埋まっていて歯列弓をつくる
- 乳歯は20本で、小学生の頃に順次永久歯にはえ変わる
- 永久歯は智歯まで入れると32本ある

噛み切り、引きちぎり、すりつぶす

歯は正式には歯牙(しが)といいます。上顎骨と下顎骨に埋まっていて、その並びが弓の形に見えることから、全体を上歯列弓(じょうしれつきゅう)、下歯列弓(かしれつきゅう)といいます。歯が骨に埋まっている部分が歯根、外に出ている部分が歯冠(しかん)、その間の少し細くなっている部分が歯頸(しけい)です。歯は大半が象牙質でできていて、歯冠はエナメル質で、歯根はセメント質で覆われています。歯の中には歯髄腔(しずいくう)という空洞があり、ここに神経や血管、リンパ管からなる歯髄(しずい)が通っています。歯頸と歯が埋まっている骨の表面は粘膜（口腔粘膜）で覆われています。この粘膜は一般に歯肉と呼ばれていますが、厳密に歯肉とは歯頸を覆っている部分のことです。

前に並ぶ門歯は薄い形で、食べ物をスパッと噛み切ります。その両脇の犬歯は尖っていて、食べ物を引きちぎるのに役立ちます。その奥に並ぶ臼歯は、上下の平らな面で食べ物をすりつぶします。

乳歯から永久歯へ

生後6～7カ月頃からはえ始める**乳歯**は、2歳頃に20本がはえそろいます。乳歯は6歳頃から10～12歳頃にかけて順次**永久歯**にはえ変わっていきます。ただし**第三大臼歯**は18～20歳の前後にはえてきます（はえないこともある）。永久歯は、乳歯の本数に上下左右各3本の大臼歯を加え、全部そろうと32本になります。虫歯や歯槽膿漏などで永久歯を失うと代わりがはえてくることはなく、食事や会話に支障をきたすようになります。

試験に出る語句

歯牙
歯のこと。歯冠、歯頸、歯根の各部に分けられる。大半は象牙質で、歯冠はエナメル質、歯根はセメント質で覆われる。

乳歯
生後6～7カ月頃からはえ始め2歳頃にはえそろい20本になる。

永久歯
6歳頃から10～12歳頃にかけて順次乳歯が抜け、永久歯がはえてくる。第3大臼歯だけは18～20歳頃にはえることが多い。全部はえると32本になる。

キーワード

第3大臼歯
一番奥の永久歯で、たいていは18～20歳頃にはえるが、はえないこともある。成人する頃にはえることから「親知らず」と呼ばれる。智歯ともいう。

歯の構造

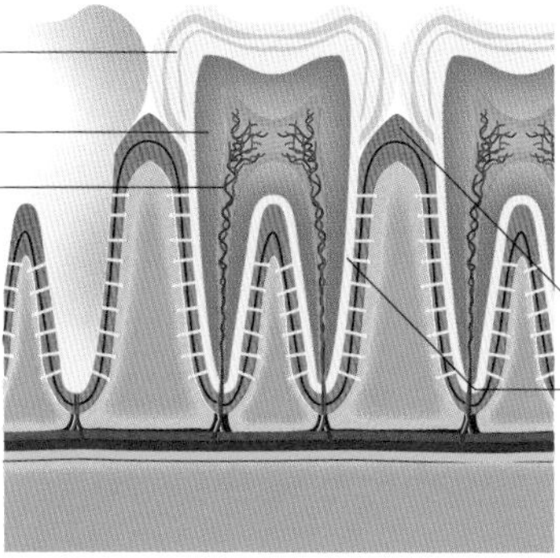

大半は象牙質からなり、歯冠はエナメル質で、歯根はセメント質で覆われる。歯根には血管や神経、リンパ管からなる歯髄が入る歯髄腔がある。

乳歯と永久歯

乳歯は20本、永久歯は32本。乳歯は小学生の頃に順次抜けて永久歯にはえ変わる。ただし、第3大臼歯は18～20歳頃にはえることが多い。

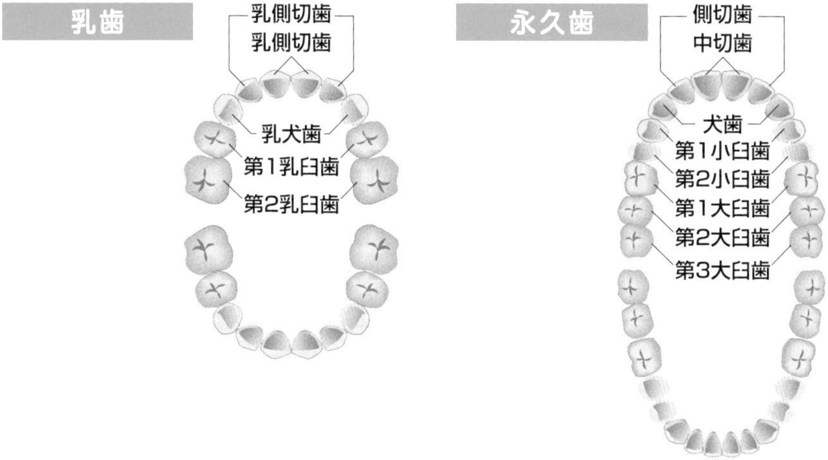

Athletics Column

よい歯で高いスポーツパフォーマンスを

歯の噛み合わせが悪いと、十分な力が発揮できず、バランス機能も低下して、スポーツパフォーマンスが落ちることがわかっています。また、歯が悪いと食べることや消化・吸収にも悪影響を及ぼす可能性があります。一流のアスリートの多くは歯を大事にしているとか。ベストパフォーマンスを目指すには歯の健康診断と早期治療も大切です。

舌と味覚

ポイント
- 舌は筋肉のかたまりで、咀嚼や嚥下、発声に関わる
- 味は舌や口腔内の粘膜にある味蕾で感知する
- 人が感じる味には塩味、甘味、苦味、酸味、旨味がある

咀嚼や嚥下、味覚、発声に関わる舌

舌は筋肉のかたまりです。よく伸び縮みし、平らにしたり細く突き出したりすることもできます。食べ物をよく咀嚼するためにあちこちに動かしたり、十分に咀嚼した食べ物を飲み込んだりするために口の奥に送るのが舌の仕事です。

舌は味覚を感じる感覚器でもあります。味覚は、舌などの粘膜にある味蕾と呼ばれる装置で感知します。

舌は発声にも重要な役割を果たします。また、豊かな表情をつくるのにも役立ちます。

味蕾の構造と味覚の感知

味蕾は小さな穴に味細胞と支持細胞が入った50～70 μmほどの装置で、つぼみのように見えるためこの名前がついています。舌の表面にポツポツと見える茸状乳頭や、舌の側面に並ぶ葉状乳頭、舌の根元にある有郭乳頭の表面のほか、口腔粘膜のあちこちに点在しています。

穴の入り口の部分を味孔といい、ここに細い突起状の絨毛が顔をのぞかせています。唾液に溶け込んだ塩や糖などの味の成分が絨毛につくと、味細胞がそれを感知して、そのシグナルを脳へと伝達します。シグナルが脳に届き、同時に届く嗅覚や視覚、聴覚などの情報を統合し、「味」として認識するのです。ただし実は「味」を認識するには嗅覚がより重要です。鼻をつまんでものを食べると味がわからなくなるのがその証拠です。

人が感知できる味は、塩味、甘味、苦味、酸味、旨味の5種類です。辛味は痛みの感覚で、味覚ではありません。

試験に出る語句

味覚
味の感覚。舌粘膜などにある味蕾で感知する。ただし食べ物に対して感じるおいしさなどの感覚は、味覚、嗅覚、視覚、聴覚、触覚（食感や温度など）といった感覚と統合されたもの。

味蕾
舌表面の茸状乳頭や葉状乳頭などにある味覚を感じる装置。穴の中に味細胞があり、ここに味の成分がつくとそれを感知する。

味細胞
味蕾の中にあり、味の成分を感知する細胞。寿命は10日ほどで、味蕾の底の基底細胞からつくられる新しい味細胞と置きかわる。

キーワード

舌乳頭
舌表面にあるブツブツのこと。舌全体にあるごく細かいものを糸状乳頭という。糸状乳頭より少し大きく丸いものが茸状乳頭。舌側面に並ぶ葉状乳頭、舌の奥にV字に並ぶ有郭乳頭がある。糸状乳頭には味蕾はない。

舌の構造と乳頭の位置

舌の表面にあるブツブツを乳頭という。全体にある小さいものを糸状乳頭、その中にある少し大きい丸いものを茸状乳頭、舌側面にあるものを葉状乳頭、下の奥にV字に並ぶものを有郭乳頭という。糸状乳頭以外に味蕾がある。

味覚地図は否定されている
以前は、舌の場所によって感じる味が違うとされ、味覚地図がつくられていたが、現在は否定されている。どの味も舌のどこでも感じることができる。

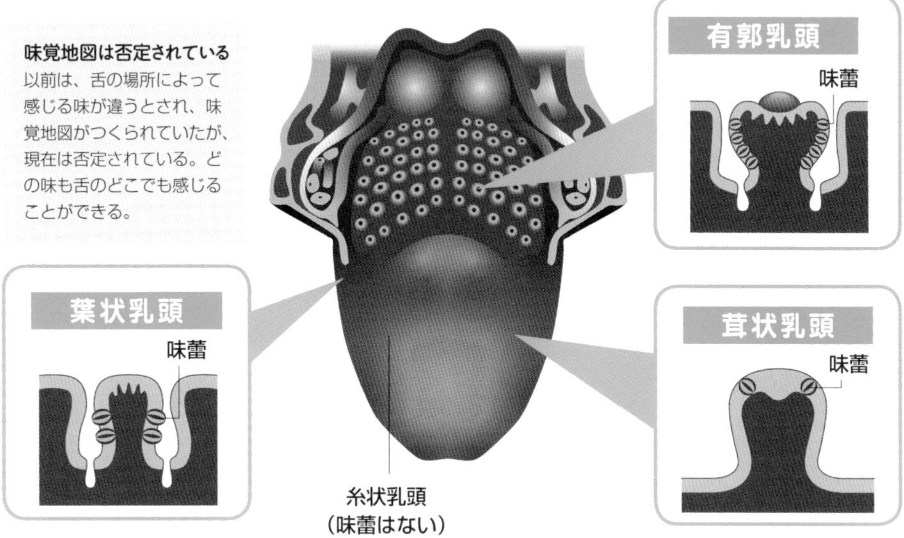

味蕾の構造

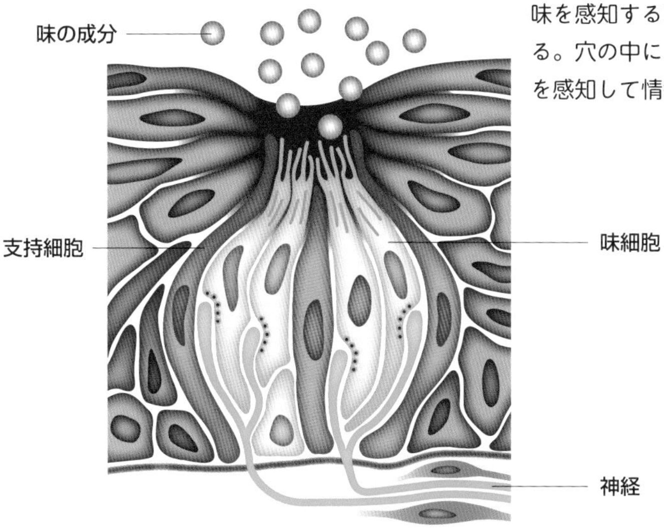

味を感知する味蕾は舌乳頭などにある。穴の中にある味細胞が味の成分を感知して情報を脳に送る。

咀嚼と咀嚼筋

ポイント
- ものを噛む咀嚼は主に下顎骨を上下させることで行う
- 咀嚼を行う筋肉を咀嚼筋といい、咬筋がもっとも強い
- 咀嚼のために下顎を下げるときは強い力は必要ない

顎関節の動きは耳の前を触ればわかる

食べ物を噛むことを咀嚼といいます。咀嚼は上下の歯をぶつけることによって行います。上下の歯をぶつけるには歯がはえている顎を動かす必要がありますが、上顎は頭全体とつながっていて固定されているため、顎関節（かくかんせつ）で下顎を上下させることになります。

顎関節は、下顎骨の後方にのびる下顎頭と、側頭骨の下顎窩（かがくか）で構成されます。関節は耳の少し前にあり、そこを触りながら下顎を上下すると下顎骨の下顎頭が動く様子がよくわかります。咀嚼のような小さな上下運動では、下顎骨が関節のところを軸にそのまま上下しますが、大きく口を開けると下顎頭が前方にスライドするのがわかります。このような動きができるのは、下顎窩がくぼみ程度の深さしかなく、そこに下顎頭が接しているだけだからです。

咀嚼のために使う筋肉を咀嚼筋という

咀嚼のために下顎を上下させるとき、より力が必要なのは下顎をもち上げる動作です。下顎をもち上げる働きをする筋肉には、頬にある咬筋（こうきん）、側頭部につく側頭筋（そくとうきん）、顎の骨の内側につく外側翼突筋（がいそくよくとつきん）と内側翼突筋（ないそくよくとつきん）があり、これらはあわせて咀嚼筋と呼ばれます。特に咬筋は大きく強い筋肉で、歯をぐっと噛みしめると、顎のエラの上あたりで収縮する様子がわかります。

咀嚼のために下顎を下げるときあまり力はいりません。下顎を下げる働きをする顎二腹筋（がくにふくきん）、オトガイ舌骨筋（ぜっこつきん）、顎舌骨筋（がくぜっこつきん）を咀嚼筋に含める場合もあります。

試験に出る語句

顎関節
側頭骨の下顎窩に下顎骨の下顎頭が接するようにつながる関節。小さく開口するときは下顎頭の位置は変わらないが、大きく開口すると下顎頭が前方にスライドする。

咀嚼筋
咀嚼するときに働く筋肉のことで、咬筋、側頭筋、外側翼突筋、内側翼突筋がある。

キーワード

咀嚼
ものを噛むこと。

顎関節の構造

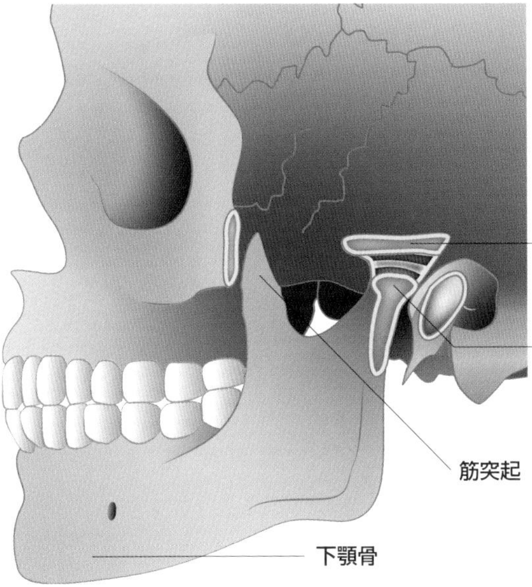

顎関節は、側頭骨の下顎窩と下顎骨の下顎頭で構成される。側頭骨の下顎窩が浅く広がっていて、下顎骨の下顎頭がそこに接しているだけの構造。大きく口を開けると下顎頭が前方にスライドする。

咀嚼筋の位置

咀嚼するため下顎を動かす筋肉は咀嚼筋と呼ばれる。咬筋、側頭筋、外側・内側翼突筋があり、咬筋がもっとも強い。

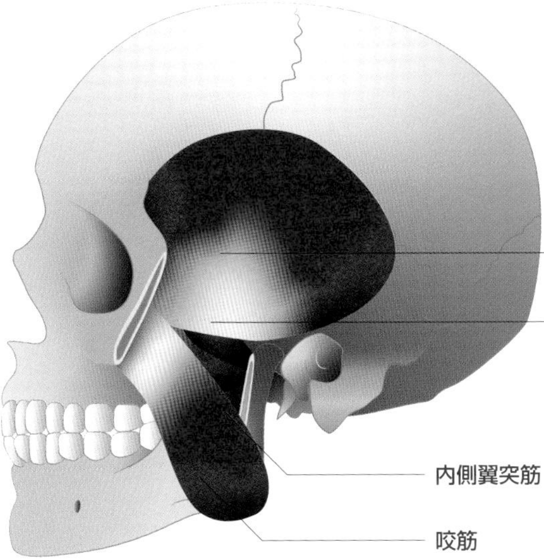

のどの構造と食べ物の通過

ポイント

- 鼻と口の奥から食道に続く部分の咽頭は消化器である
- 咽頭の前にあり気管に続く部分が喉頭で、呼吸器である
- 口からの飲食物と鼻からの空気のルートは咽頭でクロスする

「咽」と「喉」は別の場所

のどを表す漢字には「咽」と「喉」があります。これらの字は日常的にはあまり区別しないかもしれませんが、解剖学においては別の場所を指します。

鼻と口の奥から食道につながるところまでを**咽頭**といいます。咽頭は上から順に3つの部分に分けられ、鼻の奥の部分を鼻部（上咽頭）、口の奥を口部（中咽頭）、その下を喉頭部（下咽頭）といいます。

咽頭喉頭部の前の部分で、気管へとつながるところを**喉頭**といいます。喉頭には発声をするための声門があるほか、いくつもの軟骨がついていて、空気の通り道がつぶれないように支えています。

咽頭の口部と喉頭部には飲食物が通るので、咽頭は消化管の一部といえますが、空気だけが通る喉頭は呼吸器に属することになります。

食べ物は咽頭から食道に入っていく

口からの飲食物は気管の後ろを走る食道に、鼻からの空気は食道の前にある気管に入るので、両者のルートは咽頭でクロスすることになります。しかし飲食物が気管に入ってしまう（**誤嚥**）と困ります。そのため喉頭には**喉頭蓋**というフラップ状のものがついていて、食べ物を飲み込む（嚥下、P.36参照）ときに絶妙なタイミングで気管の入り口にフタをするしくみになっています。逆に空気が消化管に入っても、げっぷが出たりおならが増えたりする程度で、たいていは健康上大きな問題にはなりません。

試験に出る語句

咽頭
鼻と口の奥から食道に続く部分。消化管の一部といえる。鼻部（上咽頭）、口部（中咽頭）、喉頭部（下咽頭）の3つに分けられる。

キーワード

喉頭
咽頭喉頭部の前にあり、気管へと続く部分。空気の通り道で、呼吸器である。食道に入るべき飲食物が間違って気管に入らないようにする喉頭蓋がついている。

のどの構造

鼻と口の奥の部分を咽頭という。咽頭は鼻部、口部、喉頭部に分けられ、その下に食道が続く。咽頭喉頭部の前の気管へ続く部分が喉頭である。

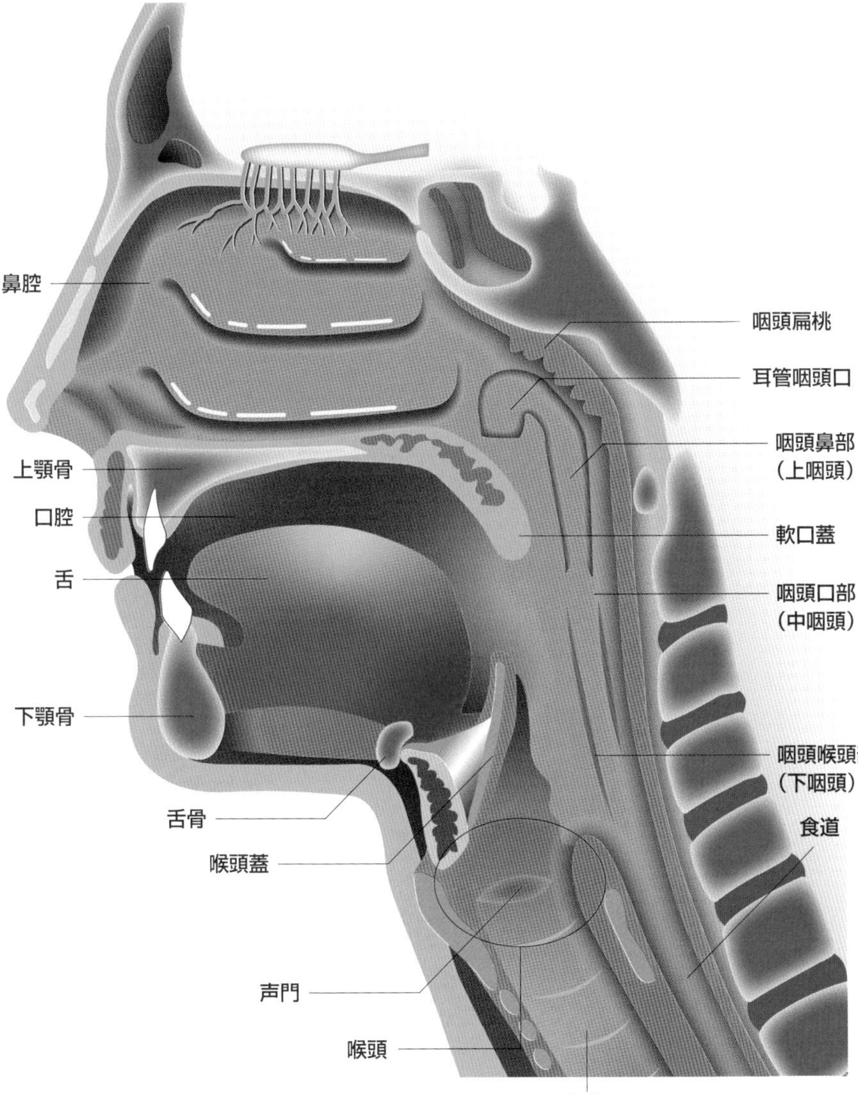

嚥下のメカニズム

ポイント
- 飲食物を飲み込むことを嚥下という
- 嚥下のプロセスは口腔相、咽頭相、食道相に分けられる
- 口腔相は随意運動、咽頭相以降は嚥下反射による不随意運動

ものを飲み込むことを嚥下という

口に入れた飲み物や食べ物を飲み込むことを**嚥下**といいます。嚥下のプロセスは「口腔相」「咽頭相」「食道相」の3段階に分けられます。

口に入れた食べ物が咀嚼され、唾液と混ざってドロッとしたかたまりになったものを食塊といいます。食べ物をしばらく噛んで、「このくらいでいいかな」と思ったら、舌で食塊を口腔の奥へ送ります。このとき顎の下にある舌骨を動かす筋肉もこれを助けます。これが口腔相で、自分の意思で行う**随意運動**です。この動作は無意識にやっているから**不随意運動**ではないかと思うかもしれませんが、よく噛もうとして食塊を口の中にとどめておくことができることから、随意運動であることがわかります。

咽頭相から先は意思では止められない

口腔相の終わりに、食塊が咽頭粘膜につくと、**嚥下反射**が起こって食塊が食道のほうに送り込まれます。まず、咽頭周囲の筋肉などの働きで軟口蓋が咽頭の後ろの壁につき、さらに咽頭の壁がもり上がって、鼻への通路が塞がれます。続いて舌骨と**甲状軟骨**がもち上がり、その動きで喉頭蓋が倒れて気管にフタをします。また声門も閉じて気管への通路が閉ざされます。この咽頭相は反射によって起こるもので、意思とは関係なく行われる不随意運動です。

食塊が食道に入っていくと同時に、先ほど閉じた鼻への通路と気管への通路が開きます。これが食道相で、これも意思とは関係なく行われる不随意運動です。

試験に出る語句

嚥下
ものを飲み込むこと。口腔相、咽頭相、食道相の3段階に分けられる。

嚥下反射
食塊などが咽頭の粘膜につき、その情報が延髄と嚥下中枢に届くと起こる反射。反射によってものを飲み込む動作が起こる。その動作は不随意運動である。

キーワード

随意運動、不随意運動
自分の意思で起こしコントロールできる運動が随意運動。反射などで起こり自分の意思ではコントロールできない運動が不随意運動。嚥下のプロセスは前半が随意運動、後半が不随意運動である。

甲状軟骨
のどぼとけの軟骨。のどの部分を前から覆い、気道がつぶれないように支えている。

メモ

誤嚥性肺炎
飲食物が間違って喉頭から気管に入ってしまい、肺炎を起こすもの。嚥下の機能が低下する高齢者に多い。

嚥下のプロセス

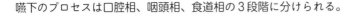

嚥下のプロセスは口腔相、咽頭相、食道相の３段階に分けられる。

口腔相

食塊を飲み込もうと思って舌で口腔の奥に送る。随意運動。

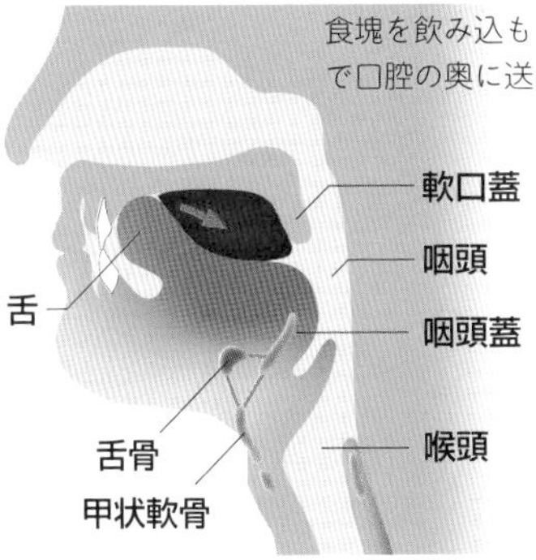

咽頭相

食塊が咽頭の粘膜に触れると嚥下反射が起こる。

❶軟口蓋が咽頭壁につく。
❷咽頭の壁がもり上がり、鼻腔への道を塞ぐ。
❸舌骨と甲状軟骨がもち上がり、喉頭蓋が倒れて喉頭を塞ぐ。
❹食塊が食道に送られる。

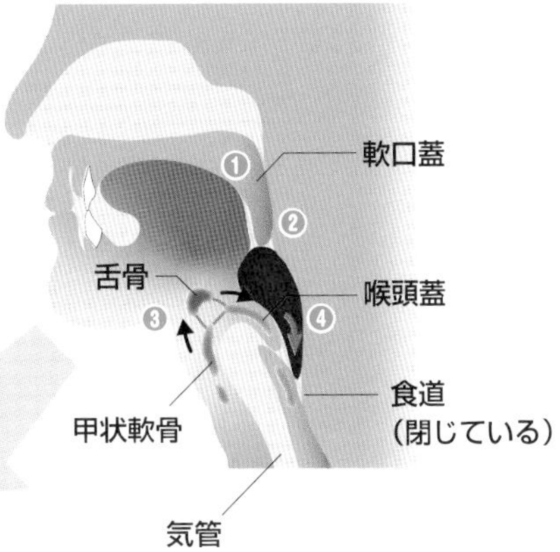

食道相

食塊が食道に入っていく。

❺食道の入り口が塞がれ、食塊が食道へ送られる。
❻舌骨と甲状軟骨が下がり、喉頭蓋がもち上がって気道が開く。
❼軟口蓋が咽頭壁から離れて鼻腔への道が開く。

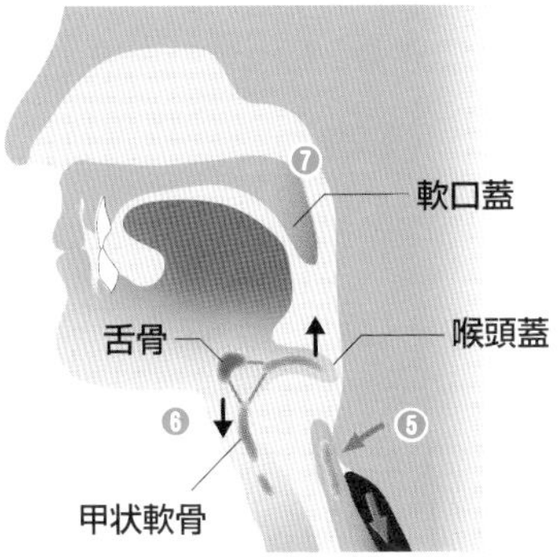

COLUMN

誤嚥を防ぐエクササイズ

嚥下がうまくいかず、飲食物が気管に入ってしまうことを誤嚥といいます。特に高齢者は誤嚥しやすく、誤嚥性肺炎に発展して重篤な状態になってしまうことがあります。そこで誤嚥を予防するため、食前に口や顎、舌、頬を動かす体操が考案されています。さまざまなプログラムがありますので調べてみてください。

食道の構造と運動

ポイント
- 食道は咽頭と胃をつなぐ25cmほどの管
- 蠕動運動によって能動的に食塊を胃まで送る
- 下部食道括約筋が胃からの逆流を防ぐ

食道は3つの部分に分けられる

咽頭に続き、胃の入り口の噴門につながる管が食道で、全長は25cmほどです。通常は前後にぺたんこになっていて、食塊などが通るときにその分だけ膨らみます。食道は胸部の縦隔と呼ばれるエリアを下に向かって走っていて、前には気管・気管支と心臓が、すぐ隣には大動脈があります。咽頭から食道に移行する部分と、気管・気管支や大動脈と重なる部分、横隔膜を貫く部分の3箇所が少し細くなっています（**狭窄部**）。また上部の5cmほどを**頸部食道**、その下の部分を**胸部食道**（16～18cm）、横隔膜を貫く部分を**腹部食道**（2～3cm）といいます。腹部食道には**下部食道括約筋**がついています。

食道の壁は、内側から粘膜層、粘膜下層、輪状に走る筋肉の層（内輪状筋）、縦に走る筋肉の層（外縦走筋）、外膜で構成されています。

食道は消化吸収には関係しない

食道の仕事は嚥下された水や食塊を胃まで運ぶことです。立っているときに食塊が胃までおりていくのは簡単ですが、寝た状態でも逆立ちをしていても無重力の中でも、食塊はちゃんと胃まで運ばれていきます。それは、食道の壁にある筋肉が**蠕動運動**（P.18参照）を起こして食塊を能動的に送っているからです。

食道の下部には胃からの逆流を防ぐしくみが備わっています。特に、食塊が通るときに開き、通り過ぎると閉まる下部食道括約筋の働きは重要です。

試験に出る語句

頸部食道・胸部食道・腹部食道
上部の少し細い部分を頸部食道、その下を胸部食道、横隔膜を貫く部分を腹部食道という。

下部食道括約筋
食道の下部、胃に入る直前の部分にある括約筋。通常は適度に緊張しているが、食塊が通るときに反射的にゆるむ。胃からの逆流を防ぐ。

キーワード

狭窄部
ほかの部分より少し細くなっているところのこと。食道の場合、3箇所ある。

括約筋
管状の器官の壁にある平滑筋で、必要に応じて収縮、弛緩してそこを通るものの通過を調整する。

メモ

逆流防止機構は完璧ではない
食道下部にある逆流防止機構は完璧ではない。食べすぎ、肥満、加齢などでこのしくみがうまく働かないと、胃から酸性のものが逆流し、食道下部に炎症を起こすことがある（P.154参照）。

食道の構造

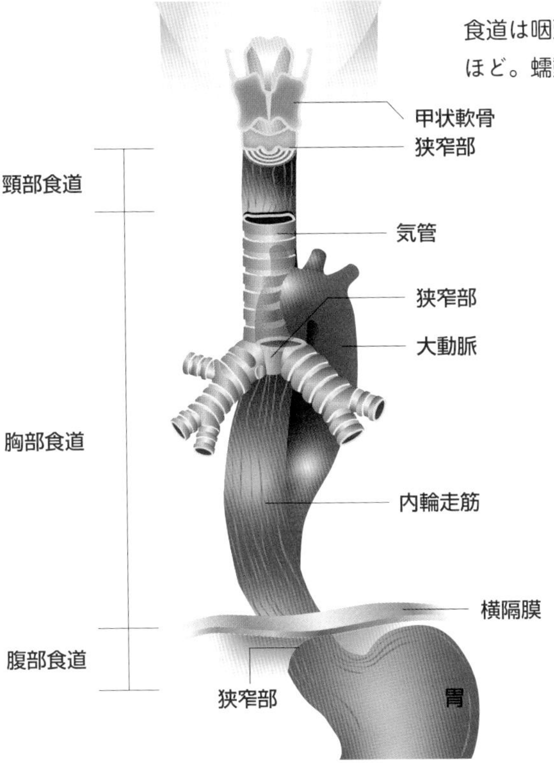

食道は咽頭と胃をつなぐ管で全長は25cmほど。蠕動運動を行って食塊を先へ送る。

食道下部の逆流防止機構

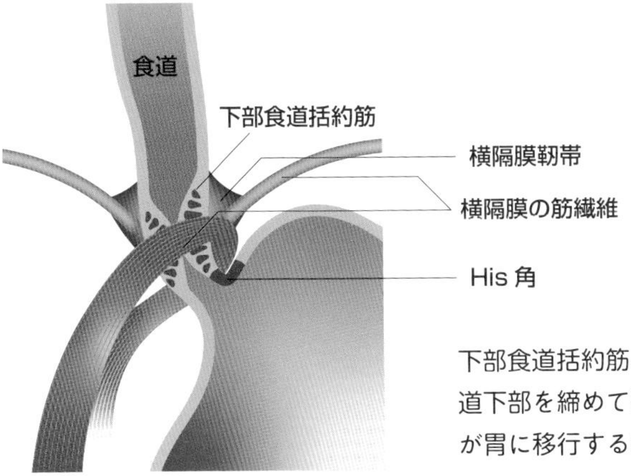

下部食道括約筋、横隔膜、横隔膜靭帯が食道下部を締めて胃からの逆流を防ぐ。食道が胃に移行する部分の角も逆流防止に働く。

胃の構造と働き

ポイント
- 胃は袋状の臓器で胃底部、胃体部、幽門部に分けられる
- 壁の筋肉は3層をなし、強い蠕動運動で消化を助ける
- 食べ物を一定時間とどめ、ドロドロの糜粥にする

胃は伸縮性に富む袋

食道に続く胃は「J」の字のような形をした袋状の臓器で、みぞおちからおへそを中心にしたあたりに位置しています。入り口を**噴門**、出口を**幽門**といい、上のほうから胃底部、胃体部、幽門部の3つに分けられます（幽門部は幽門前庭部と幽門管に分けることもある）。噴門から幽門までの最短の曲線を**小弯**、その対側の最長の曲線を**大弯**といいます。胃の表と裏は腹膜（P.20参照）に覆われていて、表と裏の腹膜が合わさったものが大弯からカーテンのように垂れ下がり、**大網**となって横行結腸についています。

胃の壁は内側から粘膜層、粘膜下層、斜めに走る筋肉の層（**内斜走筋**）、輪状に走る筋肉の層（**中輪状筋**）、縦に走る筋肉の層（**外縦走筋**）、**漿膜**で構成されています。

食べたものを一定時間とどめて消化を進める

胃の働きは、食道から流れてきた食塊を一定時間とどめておき、粘膜にある胃腺（P.42参照）から出る強力な酸と消化液で消化し、ドロドロ状態の**糜粥**にすることです。また、壁の内斜走筋、中輪状筋、外縦走筋の3層の筋肉が強い蠕動運動を起こし、胃の中身と酸や消化液を激しく攪拌して消化を助けます。

蠕動運動の波が胃体部から幽門のほうに移動していくと、糜粥が幽門から十二指腸に少し送り出されます。そして蠕動運動の波が幽門部に到達すると**幽門括約筋**が締まり、十二指腸に出て行かなかった糜粥は胃の中に戻され、再び攪拌されて、さらに消化が進められることになります。

試験に出る語句

噴門
胃の入り口。その上の食道下部に逆流防止機構があるが、噴門自体には括約筋はない。

幽門
胃の出口。括約筋がある。胃の蠕動がここに届くと開き、糜粥を少しずつ十二指腸に送り出す。

小弯・大弯
胃の噴門から幽門までの最短の曲線を小弯、その対側の最長の曲線を大弯という。

大網
胃を包む腹膜がカーテンのように腹部に垂れ下がったもの。折り返して横行結腸につく。

キーワード

糜粥
胃で消化が進んでドロドロになったもの。本来の意味は薄いおかゆのこと。

胃の構造

胃の入り口を噴門、出口を幽門という。噴門から幽門までの最短の曲線を少弯、対側の最長の曲線を大弯という。壁の筋層は斜走筋、輪状筋、縦走筋の3層である。

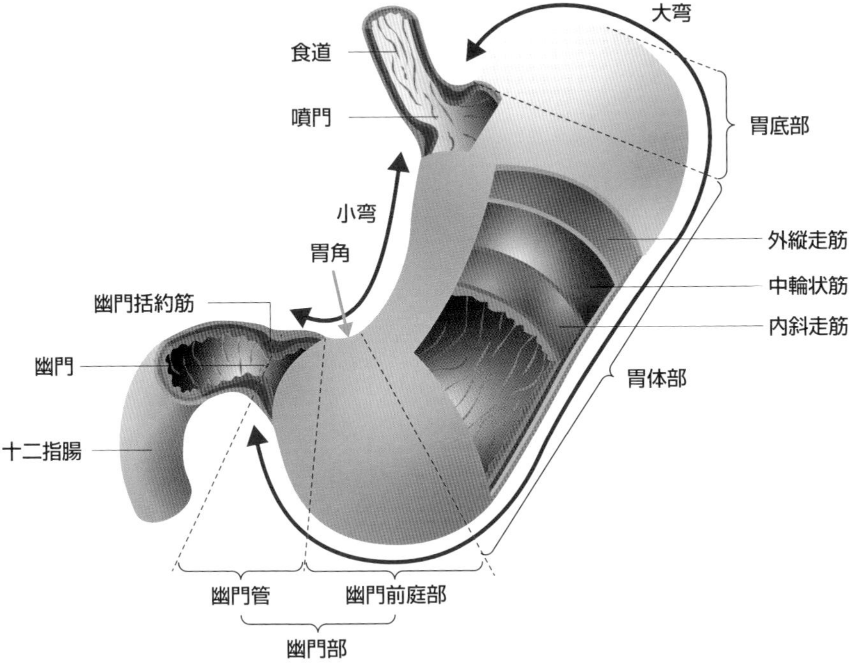

胃の蠕動運動

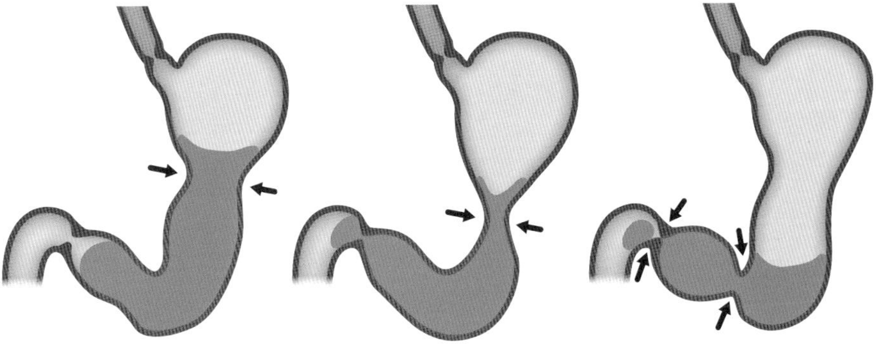

胃の途中が収縮し蠕動運動が起こる。

収縮が強くなりながら幽門に向かう。

収縮が幽門に達すると、中身が少し押し出される。幽門が閉じ、出て行かなかったものは胃内に戻され、次の収縮との間で撹拌される。

胃粘膜と胃腺、粘液と酸

ポイント
- 胃粘膜にある胃小窩の中は深い胃腺になっている
- 胃腺からは粘液、酸、ペプシノゲンが出る
- 胃腺内の細胞の並び方のおかげで胃は消化されない

胃粘膜には粘液や消化液を出す井戸がある

胃粘膜表面を拡大してみると、無数の穴があいているのが見えます。この穴を胃小窩といいます。胃小窩の中は深い井戸のようになっていて、これを胃腺といいます。胃腺の壁にはレンガのように副細胞、壁細胞、主細胞の3種類の細胞が並んでいます。

副細胞はムチンというネバネバの物質を含む粘液を分泌する細胞で、胃腺の浅いところに多く並んでいます。壁細胞は強い酸を出します。その働きで胃の中はpH2前後の強酸になっていて、食塊をドロドロに溶かすほか、胃に入ってきた細菌などを殺します。壁細胞は胃腺の中間あたりに多く配置されています。また主細胞はペプシノゲンという物質を分泌します。ペプシノゲンは、壁細胞が分泌する酸の作用でペプシンという強力なたんぱく質分解酵素に変化します（P.44参照）。

胃が消化されない理由

強い酸とたんぱく質分解酵素にさらされているのに、胃そのものが消化されることはありません。その理由は胃腺の細胞の配置と関係しています。胃粘膜の表面は、まず胃腺の浅いところにある副細胞から分泌される粘液で守られます。壁細胞は副細胞より深いところにあるので、分泌された酸は粘液の上に出ることになります。そして主細胞から出たばかりのペプシノゲンには消化酵素としての力はなく、粘液の上に出て、酸と出合ってはじめてペプシンになるので、それらが胃粘膜を消化してしまうことはないのです。

試験に出る語句

胃腺
胃粘膜にある深い井戸のような構造。壁に粘液や酸、消化酵素を出す副細胞、壁細胞、主細胞が並ぶ。

副細胞
ムチンを含む粘液を分泌する。胃腺の浅いところに多い。

壁細胞
酸を分泌する。胃腺の中間あたりに多い。

主細胞
ペプシノゲンを分泌する。胃腺の深いところに多い。

ペプシノゲン、ペプシン
ペプシノゲンは、粘膜上で酸と反応するとたんぱく質を分解する酵素のペプシンになる。

キーワード

粘液
消化管のほとんどの部分で分泌されるネバネバのムチンを含む液体。粘膜表面を覆って保護したり、腸の中身の流れをスムーズにしたりする。

胃粘膜の構造と働き

胃粘膜の構造

胃粘膜にある小さい穴を胃小窩という。胃小窩の中が胃腺で、胃液を分泌する細胞が並んでいる。

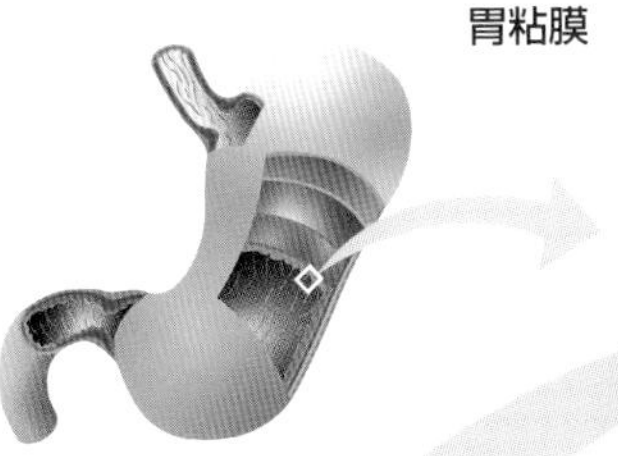

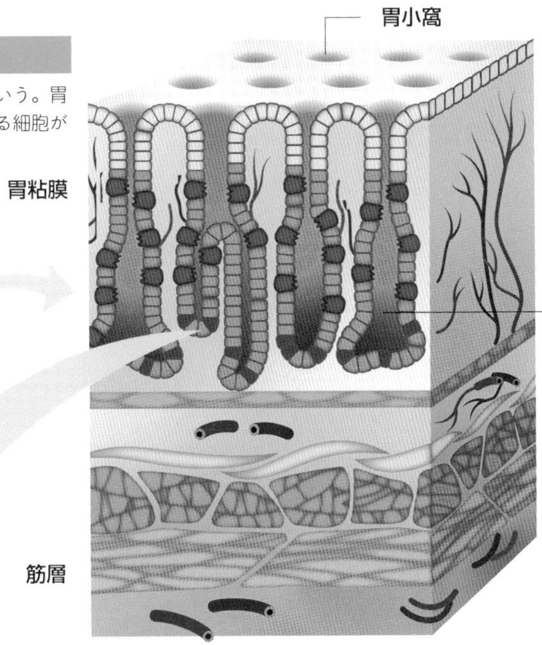

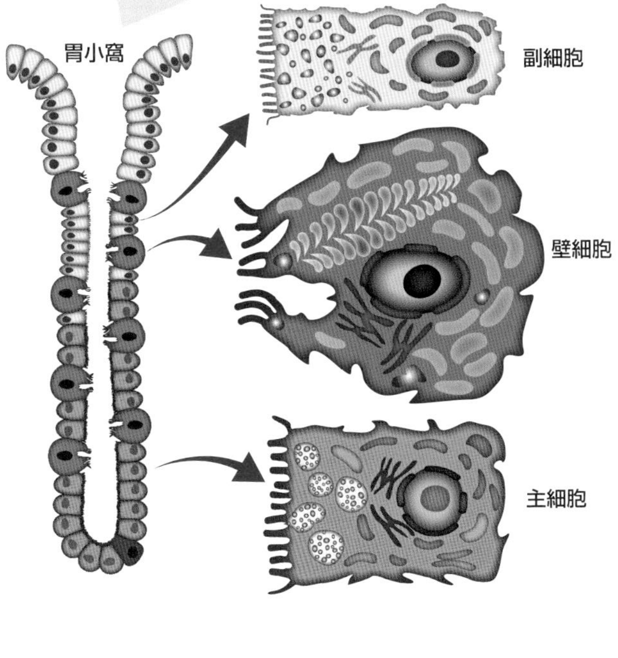

胃腺と細胞

胃腺の壁には、胃液を分泌する主に3種類の細胞が並んでいる。浅いところには粘液を分泌する副細胞が、中間には酸を分泌する壁細胞が、深いところにはペプシノゲンを分泌する主細胞がある。

胃の消化液と消化酵素

ポイント
- 胃腺から出る胃液は、粘液と酸とペプシンなどを含む
- ペプシンはたんぱく質をペプトンにする酵素である
- 胃液は食べようと思ったり食べたりすると分泌が増える

胃液の成分と消化酵素の働き

胃液は胃腺（P.42参照）から出る消化液で、酸、消化酵素（ペプシン、胃リパーゼ）、ネバネバ物質のムチンなどが含まれていて、1日に2.5ℓほど分泌されています。

ペプシンはたんぱく質（P.116参照）を分解する消化酵素です。たんぱく質はアミノ酸がたくさんつながって複雑な立体構造をしている物質です。ペプシンは、酸の作用で立体構造がほどけたたんぱく質をおおざっぱに切断し、ペプトン（ポリペプチドの一種）というアミノ酸の鎖にします。この処理はたんぱく質消化の最初のプロセスです。

胃リパーゼは脂質を分解する消化酵素ですが、胃で消化される脂質はごくわずかです。

胃液は食後に分泌が増える

胃液は1日中一定量が出ているのではなく、食後の数時間に集中して分泌されます。それは、胃に飲食物が入ると胃液の分泌を促すしくみがあるからです。

まず食べ物を見たり匂いをかいだりして食べたいと思うと、大脳から迷走神経（P.16参照）を通じて胃液の分泌を増やせという指令が届きます。胃に飲食物が入ると、胃の壁が引き伸ばされたのをセンサー（伸展受容器（しんてんじゅようき））が感知し、その情報が迷走神経に伝わって胃液の分泌が促進されます。さらに飲食物が入ってくると胃の中身が薄まりpHが上がります。すると胃壁にある特殊な細胞がそれを感知し、ガストリン（P.58参照）というホルモンを出して胃液の分泌を促します。

試験に出る語句

胃液
胃の胃腺から分泌される消化液で、粘液と酸、ペプシンなどの消化酵素を含む。ただしペプシンは胃腺からペプシノゲンの形で分泌され、粘膜上で酸と反応してペプシンとなる。

キーワード

ポリペプチド
アミノ酸がたくさんつながった物質。たんぱく質よりアミノ酸の数は少なく、構造もシンプルである。

ガストリン
胃や十二指腸の特別な細胞から分泌される消化管ホルモン（P.58参照）。胃の酸とペプシノゲンの分泌を促す。

たんぱく質に対する胃液の働き

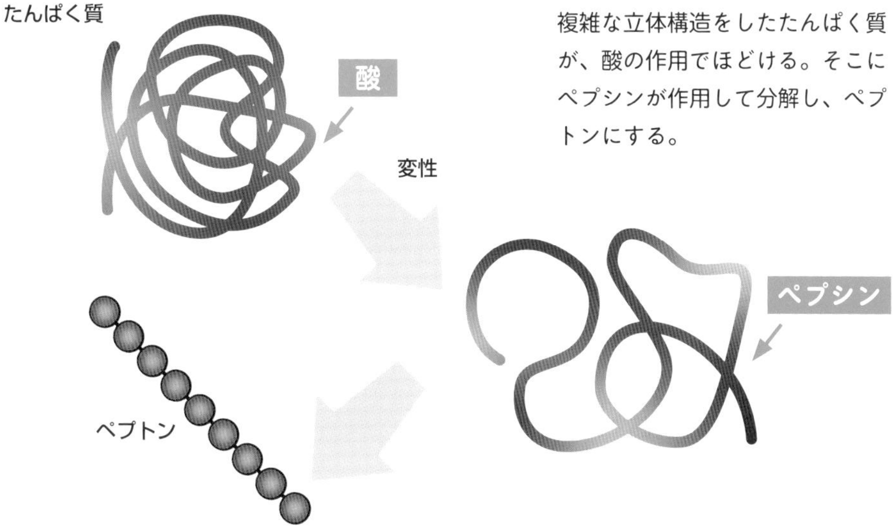

複雑な立体構造をしたたんぱく質が、酸の作用でほどける。そこにペプシンが作用して分解し、ペプトンにする。

胃液分泌が増えるメカニズム

飲食物が胃に入ると、胃壁にある受容器や細胞がそれを感知して、神経やホルモンで胃液の分泌を促す。

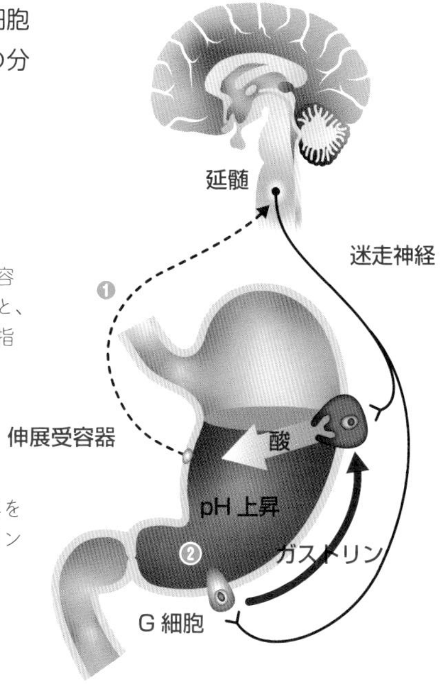

❶胃壁が引き伸ばされたのを伸展受容器が感知。その情報が延髄に届くと、迷走神経を介して胃液分泌を促す指令が届く。

❷胃壁のG細胞が胃内のpHの上昇を感知。胃液の分泌を促すガストリンを分泌する。

十二指腸の構造

ポイント

- 十二指腸は、胃に続くCの字の形をした小腸
- 上部、下行部、水平部、上行部に分けられる
- 膵液と胆汁がファーター乳頭から注ぎ込まれる

Cの字の形をした十二指腸

胃の幽門を出たところから膵臓を抱えるようにカーブを描いて走る部分が**十二指腸**です。十二指腸とこれに続く空腸・回腸とあわせた全体が小腸ですが、その構造や役割などの特徴から十二指腸だけ別に扱われることがあります。長さは25cmほどで「C」の字の形をしており、上部、下行部、水平部、上行部の4つに区分されます。上行部の終わりには筋肉の組織を含むスジ状の**トライツ靭帯**（十二指腸提筋）がついており、靭帯は上に向かって横隔膜についていて、十二指腸の上行部を吊っています。

十二指腸の大部分は腹膜（P.20参照）の後ろにあり、後腹壁にくっついているのであまり動きません。

膵液と胆汁が注ぎ込まれる

十二指腸の下行部には、膵臓からの膵液と胆のうからの胆汁を注ぎ込む管が口を開いています。その口は縁がもり上がった形から乳頭と呼ばれ、総胆管（P.96参照）と主膵管（P.100参照）が合流した管の出口を**ファーター乳頭**（**大十二指腸乳頭**）、副膵管の出口を副乳頭（小十二指腸乳頭）といいます。ファーター乳頭には、口を開け閉めして消化液の流し込みをコントロールする、括約筋（**オッディ括約筋**）がついています。

十二指腸の壁は内側から粘膜、粘膜下層、筋肉が輪状に走る輪状筋層、筋肉が縦に走る縦走筋層、漿膜で構成されています。内側には粘膜が輪状にもり上がった輪状ヒダがみられますが、空腸や回腸よりも少なく不完全です。

試験に出る語句

十二指腸
胃に続くCの字の形の腸。小腸の一部。膵液や胆汁が注ぎ込まれる。腹膜後器官（P.20参照）。

トライツ靭帯
十二指腸提筋ともいう。筋肉の組織を含む線維性のもので、腸を横隔膜のほうに吊り上げている。この部分から先の小腸が空腸である。

ファーター乳頭
主膵管と総胆管が合流した管が十二指腸に口を開く部分。大十二指腸乳頭ともいう。

オッディ括約筋
主膵管と総胆管が合流した管が十二指腸に口を開く場所につく括約筋。膵液などの流入をコントロールする。

メモ

十二指腸の名前の由来
「指12本分の長さ」が由来とされる。ただしこの場合、指の幅は約2cmの設定となりかなり太い。

十二指腸とその周辺の臓器

胃に続くCの字の形をした腸が十二指腸である。膵臓からの膵液と肝臓からの胆汁が注ぎ込まれる口をファーター乳頭（大十二指腸乳頭）といい、ここに消化液の流入を調節するオッディ括約筋がある。

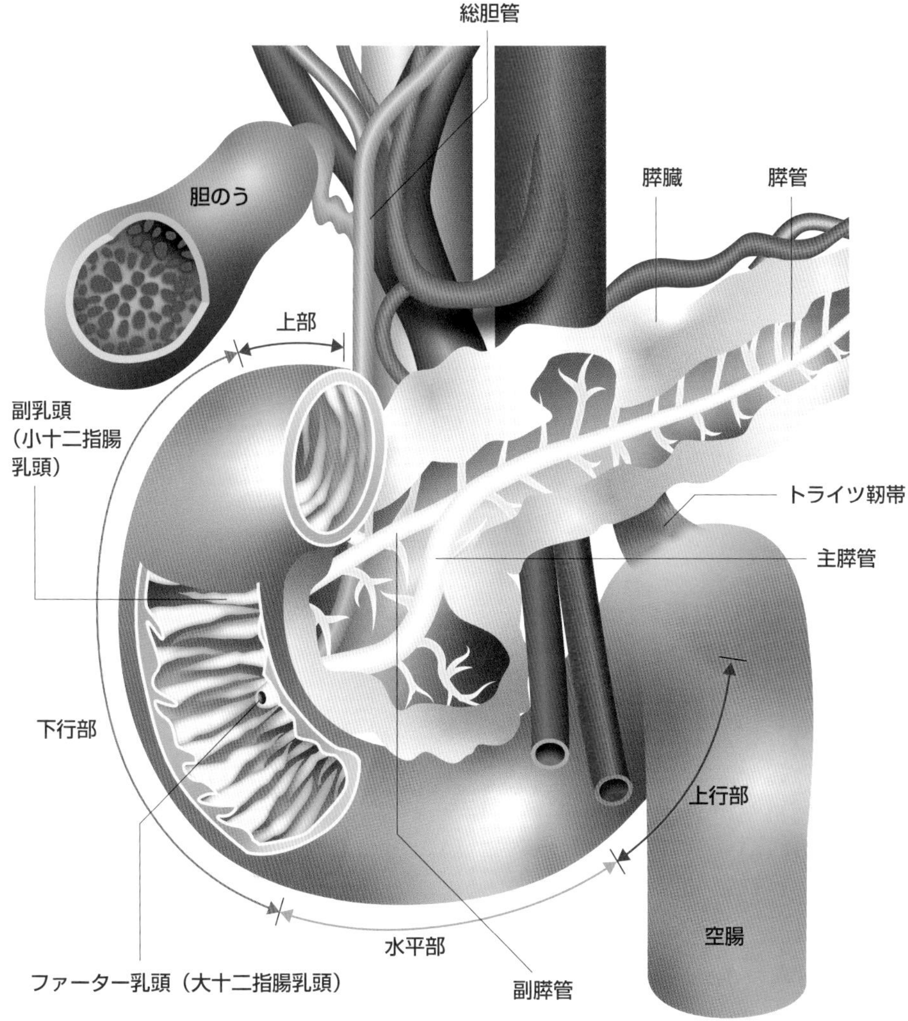

十二指腸で消化が始まる

ポイント

- 十二指腸で栄養素の本格的な消化が始まる
- 胃から糜粥が流れてくると胆汁と膵液が十二指腸に注がれる
- 副交感神経と消化管ホルモンが消化液の分泌を促す

本格的な消化が始まる十二指腸

胃でドロドロになった糜粥が幽門から**十二指腸**に少しずつ流れてくると、それが刺激になってファーター乳頭のオッディ括約筋が開き、胆のうからの**胆汁**（P.92参照）と膵臓からの**膵液**（P.104参照）が十二指腸に注ぎ込まれます。胆汁には消化酵素は含まれていませんが、脂質の消化・吸収を助ける働きをもっています。

膵液は、三大栄養素である糖質、たんぱく質、脂質の消化酵素をすべて含む強力な消化液です。十二指腸では胃から引き継ぎ、胆汁と膵液で本格的な消化を開始します（消化酵素の働き、P.56参照）。

副交感神経と消化管ホルモンが消化を助ける

胆汁と膵液の生成や十二指腸への流入は、自律神経の副交感神経と、十二指腸の壁にある特別な細胞から出る**消化管ホルモン**（P.58参照）によって調節されています。

食べ物を食べて味覚や嗅覚が刺激されたり、それが胃に入って胃が膨らんだりした刺激は、副交感神経を活発にし、胆のうを収縮させ、膵液の分泌を促します。

また、糜粥に含まれるペプチドやアミノ酸、脂肪酸、酸が十二指腸の粘膜につくと、粘膜の特別な細胞から**コレシストキニン**や**セクレチン**といった消化管ホルモンが分泌されます。コレシストキニンは胆のうを収縮させ、膵液に含まれる消化酵素の分泌を促し、オッディ括約筋を開きます。セクレチンは肝臓での胆汁の生成を促すとともに、膵液に含まれる電解質と水の分泌を促進します。

試験に出る語句

消化管ホルモン
消化管から分泌されるホルモンで、消化管の働きや消化液の分泌などを調節する。

コレシストキニン（CCK）
消化管ホルモンの1つ。胆のうの収縮、膵液の消化酵素の分泌促進、オッディ括約筋の弛緩などの作用がある。

セクレチン
消化管ホルモンの1つ。胆汁の生成を促し、膵液の電解質と水の分泌を促進する。

メモ

膵液のpH
膵液は弱アルカリ性で、胃液が混ざった酸性の糜粥を中和する。

消化管ホルモンの働き①

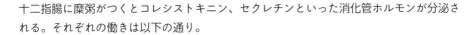

十二指腸に糜粥がつくとコレシストキニン、セクレチンといった消化管ホルモンが分泌される。それぞれの働きは以下の通り。

コレシストキニン

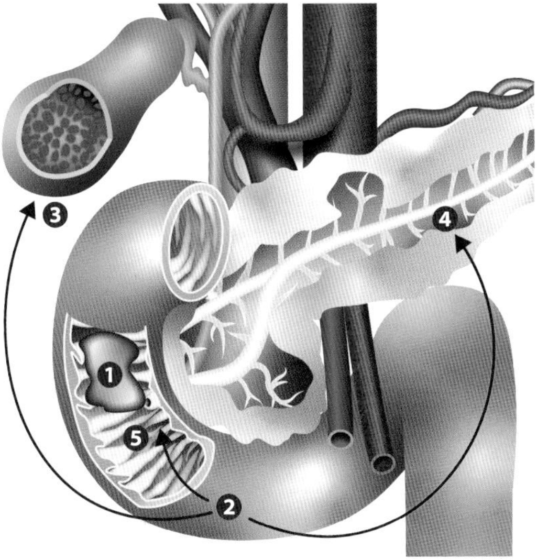

❶脂質やアミノ酸などが十二指腸に触れる。
❷十二指腸粘膜からコレシストキニンが分泌される。
❸胆のうを収縮させる。
❹膵液の消化酵素分泌を促す。
❺オッディ括約筋をゆるめる。

セクレチン

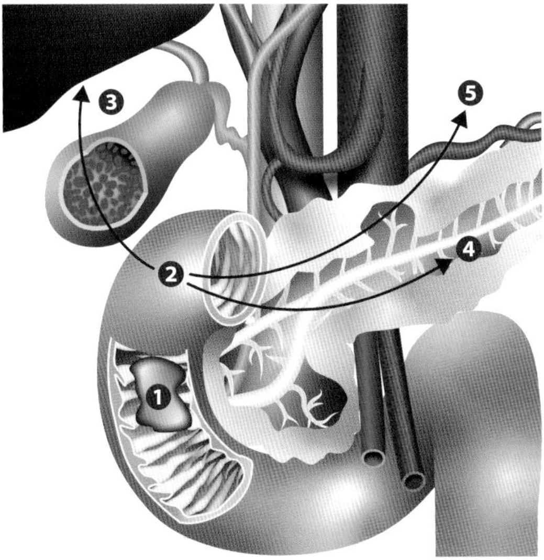

❶酸や脂肪酸などが十二指腸に触れる。
❷十二指腸粘膜からセクレチンが分泌される。
❸肝臓での胆汁の生成を促進する。
❹膵液の電解質と水の分泌を促す。
❺胃酸の分泌を抑制する。

空腸と回腸の構造と役割

ポイント

- 十二指腸に続く小腸が空腸と回腸である
- 空腸は筋肉層が厚く、蠕動運動が活発である
- 回腸には免疫を担うパイエル板という免疫組織がある

前半の5分の2が空腸、残りが回腸

十二指腸に続くのが空腸、それに続き大腸へとつながるのが回腸です。本来、十二指腸と空腸・回腸を合わせた全体が小腸ですが、その構造や機能の特徴から空腸と回腸だけを小腸としている場合があります。

空腸と回腸を合わせると全長は6～7ｍほどです。腸を下からくるむ膜が重なってできた腸間膜（ちょうかんまく）（P.52参照）にぶら下がったようになっていて、位置は多少動きます。前半の5分の2ほどが空腸、残りが回腸です。はっきりとした境界線があるわけではありませんが、それぞれに特徴があるため別の名前がついています。

空腸はやや太く活発、回腸には免疫組織がある

空腸は壁の筋肉の層が厚いため回腸よりやや太く、活発に蠕動運動（P.18参照）などの運動をするのが特徴です。そのため腸の中身が速く通過し、中が空になっていることが多いことからこの名前がついたといわれています。

回腸は空腸より壁の筋肉層が薄く、空腸より少し細くなっています。回腸の特徴は粘膜のあちこちにパイエル板（P.64参照）という組織があることです。パイエル板は免疫を担うリンパ球が集まったもので、回腸全体に20～30個点在しています。

空腸と回腸の仕事は、十二指腸で本格的に始まった消化のプロセスを引き継いで完結させ、消化した栄養素を吸収することです。その仕事は小腸の粘膜に並ぶ吸収上皮細胞という特殊な細胞が担っています（P.54参照）。

試験に出る語句

空腸
十二指腸に続く小腸の前半5分の2の部分。筋層が厚く、蠕動運動などの運動が活発なため、中身の通過が速い。中が空になっていることが多いことから空腸と呼ばれる。

回腸
空腸に続く小腸。筋層は空腸より薄い。粘膜にパイエル板という免疫組織がある。

空腸・回腸の位置と構造

空腸と回腸は結腸の内側に収まっている。十二指腸は腹膜後器官だが、空腸・回腸は腹膜に包まれている。

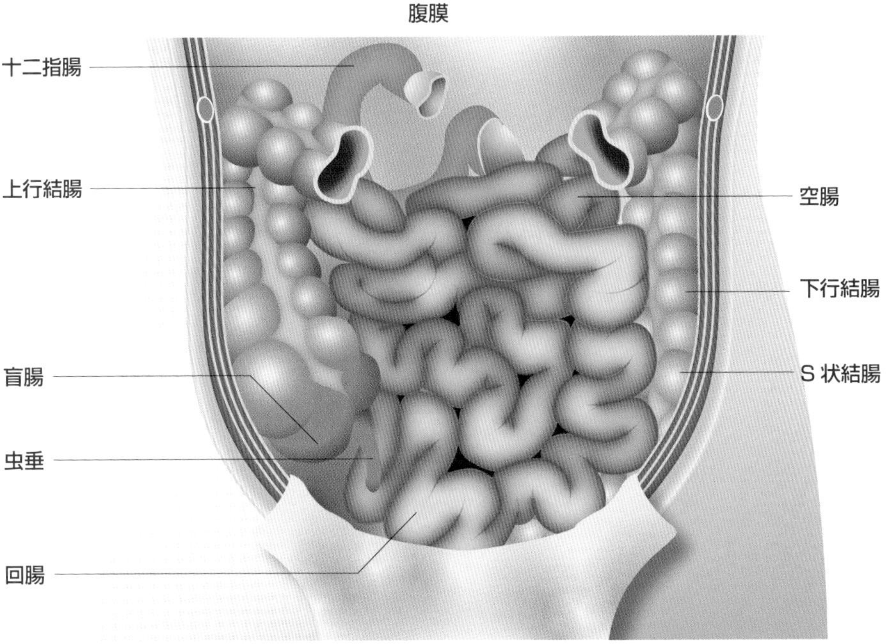

空腸

壁の筋層が厚く輪状ヒダが発達している。

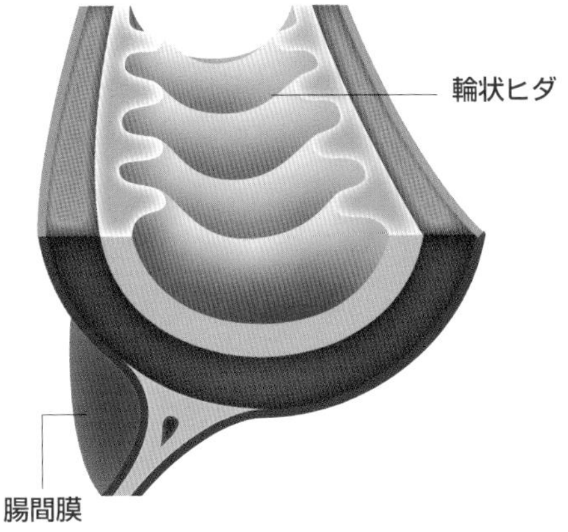

回腸

筋層はやや薄く、パイエル板が散在している。

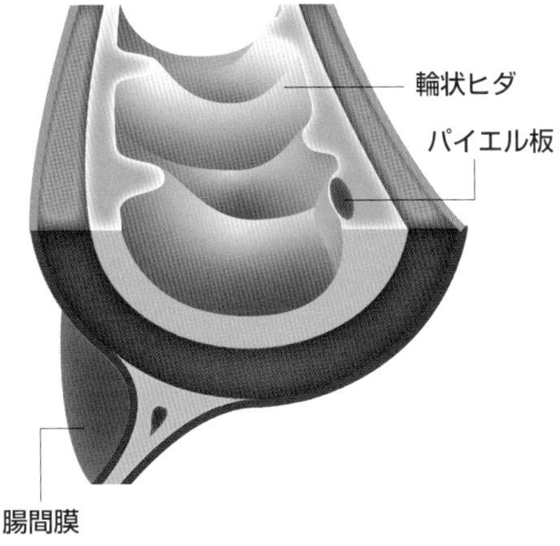

腸間膜の構造と働き

ポイント
- 腸間膜は、腸をくるむ腹膜が重なったもの
- 空腸・回腸を吊り下げ、血管や神経の通り道になる
- 腸間膜のおかげで空腸・回腸は多少位置を変えられる

腸間膜は空腸・回腸をゆるく吊り下げている

小腸の空腸と回腸は腸間膜によって吊り下げられています。その様子はカーテンの裾に腸がくっついているようなイメージです。腸間膜は、腸を下からくるむ臓側腹膜（P.20参照）が上で合わさったもので、2枚の膜の間には腸に分布する血管やリンパ管、神経などが通っています。空腸・回腸をくるんで伸びる腸間膜は、体の後方で集まって後腹壁についています。また、腸間膜は内臓脂肪がたまるところでもあります。

腸間膜は空腸や回腸の大まかな位置を保つ役割をもっています。腸間膜があるおかげで、6～7mにもなる管状の腸がからんだり、折れてしまったりすることなく腹部に収まっています。また、腸間膜はある程度の柔軟性をもっているため、例えば女性が妊娠した場合には、空腸や回腸は上に向かって大きくなる子宮をよけるように位置を変えることができます。

試験に出る語句

腸間膜
腸を下からくるんだ腹膜が、上で合わさったもの。2枚の間に血管や神経などが走る。空腸・回腸を吊り下げている。

メモ

アニメなどの間違った表現
アニメなどで惨状を描くとき、腹部を切られて腸が長く飛び出している表現があるが、腸間膜があるのでそのようなことにはならない。

COLUMN

内臓脂肪は腸間膜にべったりたまる

体の脂肪は皮下脂肪と内臓脂肪に分けられます。このうち内臓脂肪は生活習慣病と関連が深く、健康上問題が大きいことがわかっています。この内臓脂肪は主に腸間膜にたまるのです。幸い内臓脂肪は適度な運動によって落ちやすいことがわかっています。内臓脂肪をより効果的に減らすのは有酸素運動。運動不足で肥満気味、足腰が痛いといった問題をかかえている人は、いきなりジョギングを始めるのではなく、水中ウォーキングや自転車エルゴメータなど、足腰に優しい運動から始めましょう。

腸間膜の構造

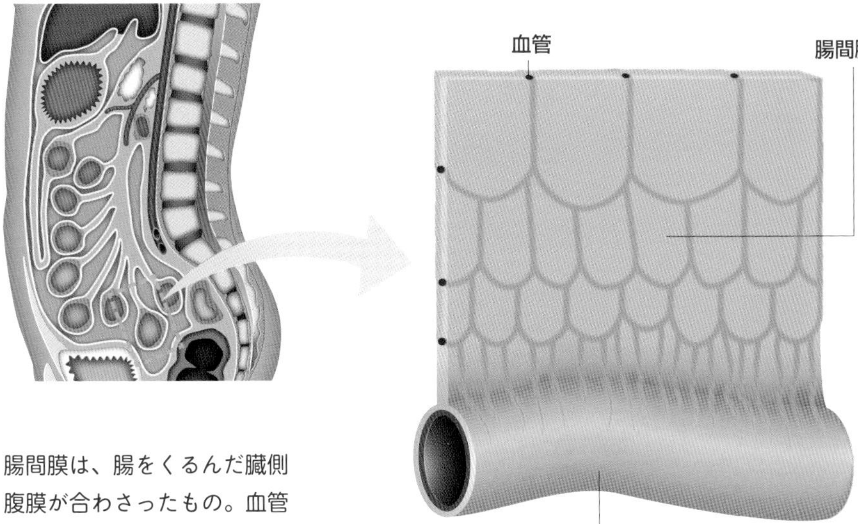

腸間膜は、腸をくるんだ臓側腹膜が合わさったもの。血管や神経の通り道になる。

小腸と結腸の腸間膜

腸間膜を広げたところ。腸間膜は集まって後腹膜につく。腸は腸間膜に吊られていて、その位置は多少変わるが、大きく動くことはない。

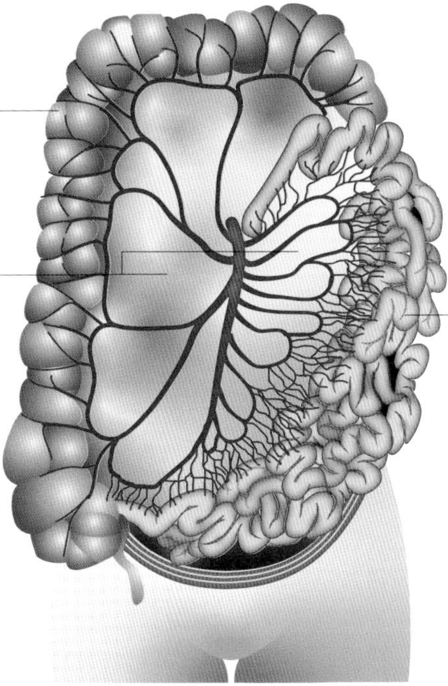

小腸の粘膜と吸収上皮細胞

ポイント

- 空腸・回腸の粘膜には輪状ヒダがあり表面積を広げている
- 粘膜の絨毛には微絨毛をもつ吸収上皮細胞が並んでいる
- 膜消化と吸収を行う吸収上皮細胞の寿命は約1日

空腸・回腸の粘膜の表面積は広大

空腸と回腸の粘膜には輪状ヒダと呼ばれる高さ8mmほどのヒダがたくさんあります。また粘膜表面には絨毛という突起が無数に並んでいます。1本の絨毛の長さは1mm前後で、その中心には毛細血管やリンパ管が通っています。絨毛をさらに拡大すると、表面には細胞がすき間なく並んでいて、そこには極細の微絨毛がはえています。この細胞は吸収上皮細胞と呼ばれ、小腸の仕事である消化と吸収を担っています。ヒダと絨毛、微絨毛によって小腸粘膜の表面積は200m^{2}にも達するといわれています。

最終段階の消化と吸収を行う吸収上皮細胞

吸収上皮細胞の寿命は約1日です。絨毛の根元で常に新しい細胞が生まれていて、古い細胞を絨毛の先端のほうに押し上げるように移動していきます。そして先端に到達すると役割を終えてはがれ落ちます。

吸収上皮細胞の仕事は最終段階の消化と、それによってできた栄養素の吸収です。最終段階の消化とは、十二指腸から流れてきた消化途中のものを、細胞膜表面にある消化酵素で細胞内に取り込めるくらい小さい分子にまで分解することです。これを膜消化といいます。そして糖質やたんぱく質は、小さい分子になって吸収上皮細胞の中に取り込まれると、そのまま、または細胞内でさらに処理されて、細胞の後方を走る毛細血管へと送られます。

この最終段階の消化と吸収のしくみは栄養素によって異なります（P.114・118・122参照）。

試験に出る語句

輪状ヒダ
小腸粘膜の内側にある輪状にもり上がったヒダ。

絨毛
小腸粘膜にびっしりとはえている1mm前後の突起。中心に毛細血管やリンパ管が通っている。

吸収上皮細胞
絨毛の表面に並ぶ細胞で、栄養素の膜消化と吸収を行う。微絨毛がはえている。

膜消化
吸収上皮細胞の膜表面にある消化酵素によって各栄養素の最終段階の消化を行うこと。

メモ

小腸粘膜の表面積
輪状ヒダ、絨毛、微絨毛のおかげで粘膜の表面積は200㎡にもなる。これはテニスのシングルスのコート（23.77m × 8.23m）の広さに匹敵する。

小腸粘膜の構造

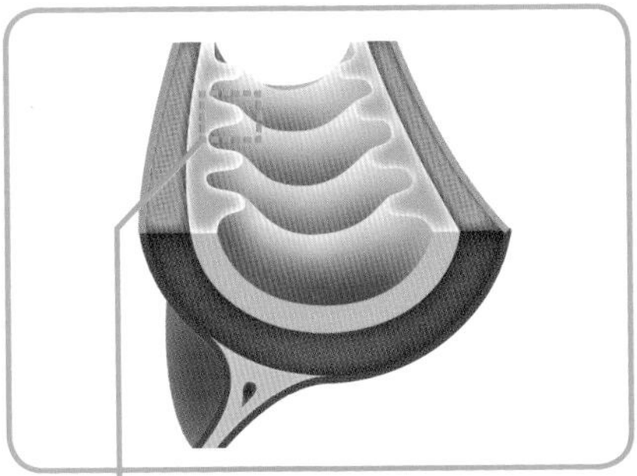

小腸粘膜

輪状ヒダが続いている。

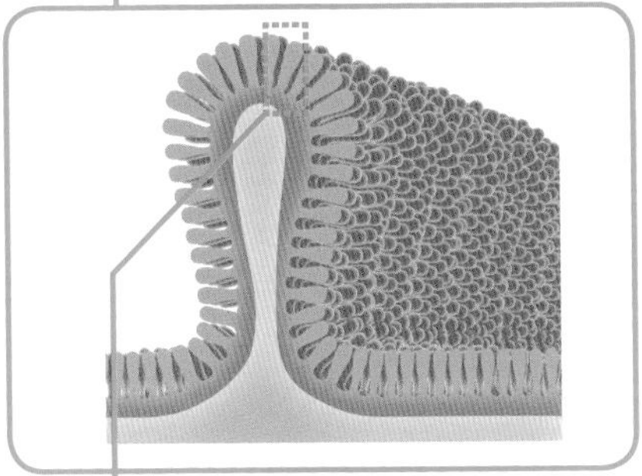

輪状ヒダ

輪状ヒダの表面には長さ1mm前後の絨毛がびっしり並んでいる。

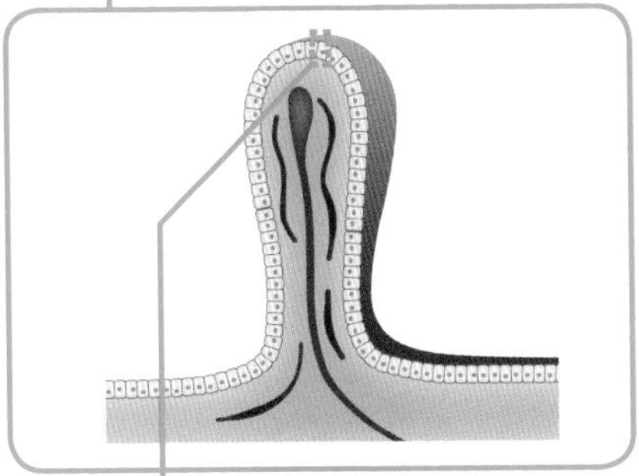

絨毛

絨毛の中心には血管やリンパ管が通っている。表面には吸収上皮細胞が並んでいる。

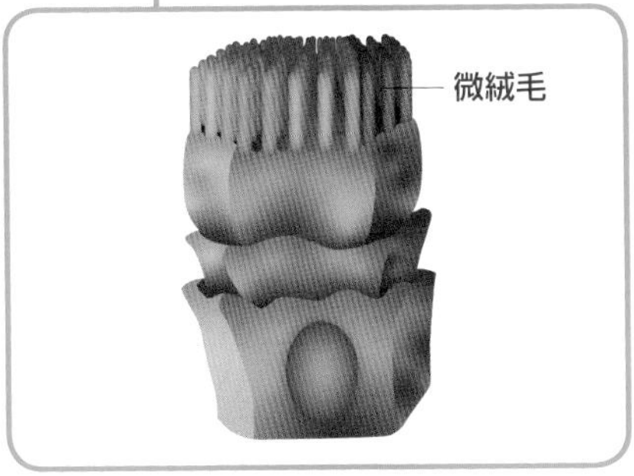

吸収上皮細胞

絨毛に並ぶ細胞は、栄養素の最終的な消化と吸収を行う吸収上皮細胞。表面に微絨毛がはえている。

空腸・回腸の腸液と消化酵素

ポイント
- 空腸・回腸では十二指腸で注いだ消化酵素も働いている
- 空腸・回腸は膜消化で各栄養素の最終段階の消化を行う
- 小腸の粘膜からは粘液を含む腸液が分泌されている

十二指腸からの消化酵素と膜消化の消化酵素

空腸・回腸では、十二指腸で本格的に始まった消化を引き継ぎ、さらに最終段階まで消化を進め、できた栄養素を吸収上皮細胞で吸収します。空腸・回腸では、十二指腸に送り込まれた消化酵素と、吸収上皮細胞表面にあり**膜消化**（P.54参照）を行う消化酵素が消化を行っています。

右ページに唾液と胃液を含めて各消化液に含まれる消化酵素と作用をまとめました。これらの消化酵素には役割と順番があります。例えば、**アミノ酸**が50個以上つながって複雑な立体構造をしているたんぱく質（P.116参照）を最小単位のアミノ酸にするには、まず胃で酸とペプシンがおおざっぱに分解し、単純な構造になったものを膵液のトリプシンなどが切断、さらに短くなったアミノ酸の鎖（**ペプチド**）を膜消化のアミノペプチダーゼなどが1～2個のアミノ酸にまで分解するという手順があります。酵素が働く順番が入れ替わってしまうと消化はうまくいきません。なお、三大栄養素の消化については第4章で解説しています。

腸液は膵液とは出方や役割が違う

十二指腸、空腸、回腸の粘膜からは**腸液**が分泌されています。腸液は、膵液のように導管を通って注がれるものではなく、粘膜に点在する細胞からしみ出してきます。

主な成分は水と電解質と粘液で、pH は弱アルカリ性です。胃から流れてくる酸性の中身を中和し、小腸の粘膜を保護します。また腸の中身に水分を加えて消化・吸収を助け、中身がスムーズに流れるようにします。

試験に出る語句

腸液
水と電解質、粘液からなる液体で、腸粘膜の細胞から分泌される。消化酵素は含まない。消化を助け、腸の中身の通過をスムーズにする。

キーワード

アミノ酸
たんぱく質を構成する最小単位。人体では20種類のアミノ酸が使われている。

ペプチド
アミノ酸がいくつかつながったものという意味。2つつながったものをジペプチド、3つつながったものをトリペプチド、数個程度つながったものはオリゴペプチドという。

主な消化酵素と働き

消化液	消化酵素	対象となる栄養素	働き
唾液 1.5ℓ／日	唾液アミラーゼ	糖質	でんぷんやグリコーゲンをマルトースやマルトトリオースにする
	舌リパーゼ	脂質	中性脂肪を脂肪酸と2-モノアシルグリセロールにする
胃液 2ℓ／日	ペプシン	たんぱく質	たんぱく質をペプトンにする
	胃リパーゼ	脂質	中性脂肪を脂肪酸と2-モノアシルグリセロールにする
膵液 1.5ℓ／日	膵アミラーゼ	糖質	でんぷんやグリコーゲンをマルトースやマルトトリオースにする
	トリプシン、キモトリプシン、エラスターゼ	たんぱく質	たんぱく質やペプトンを、より小さい分子のポリペプチドにする
	カルボキシペプチダーゼ	たんぱく質	たんぱく質やポリペプチドからアミノ酸を切り離す
	膵リパーゼ	脂質	中性脂肪を脂肪酸と2-モノアシルグリセロール、グリセロールにする
	コレステロールエステルヒドロラーゼ	脂質	コレステロールエステルを脂肪酸とコレステロールにする
	ホスホリパーゼ	脂質	リン脂質を脂肪酸とリゾレシチンにする
小腸 (膜消化)	スクラーゼ	糖質	スクロースをグルコースとフルクトースにする
	マルターゼ	糖質	マルトースをグルコースにする
	ラクターゼ	糖質	ラクトースをグルコースとガラクトースにする
	アミノペプチダーゼ	たんぱく質	たんぱく質からアミノ酸を切り離す
	ジペプチダーゼ	たんぱく質	ジペプチドをアミノ酸にする
胆汁 0.5ℓ／日	含まれない	脂質	脂質の消化を助ける

注：腸液（本文参照）は1日に1.5ℓ分泌されている。表の小腸の項目にある消化酵素は吸収上皮細胞の細胞膜表面で膜消化を行うもので、腸液に混じって出てくるものではない。そのため腸液の分泌量は欄外に表記した。

消化管のしくみと働き

消化管ホルモンの働き

ポイント
- 消化管から分泌されるホルモンを消化管ホルモンという
- 消化管ホルモンは消化液などの分泌を促進または抑制する
- 消化管ホルモンは幽門括約筋などを収縮または弛緩させる

消化管から分泌され、その近くで作用する

ホルモンとは、体の機能を調整するメッセージを伝える物質のことです。特殊な細胞が分泌し、血液などによって運ばれ、標的となる細胞に作用してその働きを促進したり、抑えたりします。ホルモンというと卵巣や精巣、脳下垂体など専門の器官から分泌されるものというイメージがありますが、消化管からも分泌されています。それらを消化管ホルモンといいます。一般にホルモンは分泌する場所と作用する場所が離れているのですが、消化管ホルモンは比較的近いところで作用するのが特徴です。

ガストリンやセクレチンなどの作用

消化管ホルモンには、ガストリン、セクレチン、コレシストキニン、ソマトスタチン、GIPなどがあります。セクレチンとコレシストキニンはP.48で解説しています。

ガストリンは胃に食べ物が入ってくると胃の幽門部や十二指腸にある細胞から分泌され、胃酸とペプシノゲン（P.42参照）の分泌を促進します。また下部食道の括約筋を収縮させて糜粥の逆流を防ぎ、幽門の括約筋を開いて糜粥を十二指腸へと送ります。

ソマトスタチンは膵臓や胃・十二指腸の細胞から分泌され、ガストリンやセクレチンを抑えるホルモンで、消化機能を抑制する働きをもっています。

GIPは、腸内のグルコースに反応して十二指腸や空腸の細胞から分泌され、胃液の分泌を抑え、血糖値を下げるインスリン（P.106参照）の分泌を促進します。

試験に出る語句

消化管ホルモン
消化管の壁にある特殊な細胞から分泌され、消化液の分泌を促進または抑制したり、括約筋を開閉したりする作用をもつ。

キーワード

GIP（gastric inhibitory polypeptide）
十二指腸や空腸の細胞から分泌され、血糖値を下げる作用がある消化管ホルモン。同じような作用があるほかのホルモンと合わせてインクレチンと呼ばれる。

グルコース
ブドウ糖のこと。単糖類。

メモ

ホルモン
特別な細胞から分泌され、血液などに乗って運ばれて標的とする細胞に作用し、体の機能を調整する。一般にホルモンが標的とする細胞は分泌する器官から遠いところにあるが、消化管ホルモンは近くで作用する。

消化管ホルモンの働き②

消化管の壁からガストリン、ソマトスタチン、GIPといった消化管ホルモンが分泌される。それぞれの働きは以下の通り。

ガストリン

胃のG細胞から分泌される。
❶胃酸・ペプシノゲンの分泌・胃壁の運動、胃壁細胞の増殖を促進する。
❷下部食道括約筋を収縮する。
❸幽門括約筋をゆるめる。
❹オッディ括約筋をゆるめる。

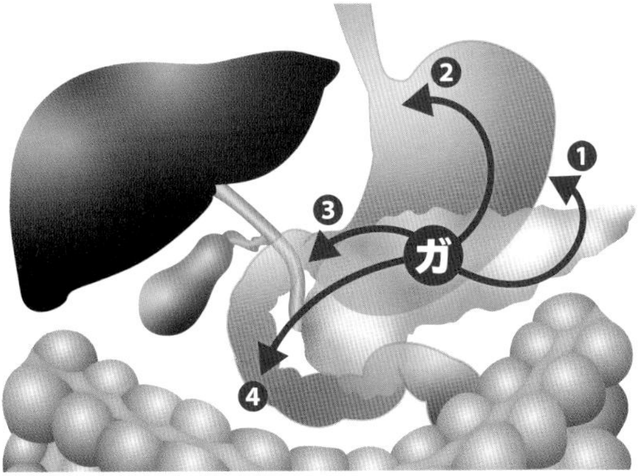

ソマトスタチン

膵臓のランゲルハンス島や胃・十二指腸のD細胞から分泌される。
❶ガストリンの分泌を抑制する。
❷セクレチンの分泌を抑制する。

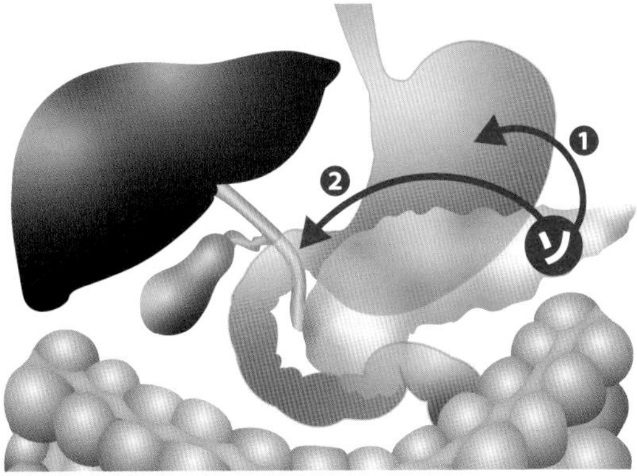

GIP

十二指腸や空腸のK細胞から分泌される。
❶胃液の分泌を抑制する。
❷インスリンの分泌を促進する。

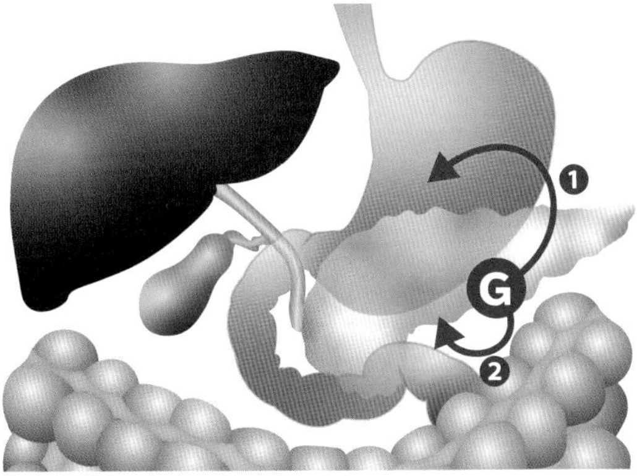

栄養素の吸収と輸送

ポイント
- 大半の栄養素は小腸で吸収され、門脈によって肝臓に入る
- 糖質とたんぱく質は吸収上皮細胞の膜輸送体で取り込まれる
- 脂質は吸収上皮細胞の膜をそのまま通り抜ける

栄養素を吸収上皮細胞に取り込む膜輸送体

三大栄養素（糖質、たんぱく質、脂質）と水分、ビタミンやミネラルの大半は小腸で吸収されます。また小腸で吸収されなかった残りの水分とミネラルは大腸で、アルコールは胃や小腸で吸収されます。

最小単位にまで消化された糖質やたんぱく質、ビタミンなどの大半の栄養素は、小腸粘膜の吸収上皮細胞に取り込まれます。そのしくみは栄養素によって違います。

糖質（P.114参照）の最小単位であるグルコースやフルクトース、たんぱく質（P.118参照）の最小単位であるアミノ酸は、細胞膜にある膜輸送体（まくゆそうたい）と呼ばれる装置によって細胞内に引き込まれます。膜輸送体は1種類ではなく、栄養素ごとに違うタイプのものが用意されています。それに対して脂質（P.122参照）は細胞膜をそのまますり抜けます。それは細胞膜が脂質でできているからです。したがって脂質を取り込む膜輸送体はありません。

絨毛の毛細血管は次々に合流して門脈になる

吸収上皮細胞の中に入った栄養素は、必要に応じて細胞内で処理されてから、絨毛（P.54参照）の中心を通る毛細血管（脂質の一部はリンパ管）に入ります。毛細血管は徐々に集まって腸間膜（P.52参照）を走る静脈となり、上腸間膜静脈や下腸間膜静脈に集まって、さらに合流して門脈となり肝臓に入ります（P.84参照）。リンパ管は徐々に集まり、腹部にある乳糜槽（にゅうびそう）を通って胸部の胸管をのぼり、左の鎖骨下静脈と総頸静脈の合流点に入ります。

試験に出る語句

膜輸送体
吸収上皮細胞の膜にあり、糖質やたんぱく質を取り込む装置。

キーワード

乳糜槽
腹部にあり、下半身からのリンパ管が集まるところ。乳糜とは、脂質が混じって乳白色になったリンパ液のこと。

メモ

細胞膜
細胞膜はリン脂質が二重に並んだもの。脂質はこの膜を通り抜ける。

三大栄養素の吸収

最小単位の物質まで消化された糖質とたんぱく質は、吸収上皮細胞に取り込まれ血管内に入る。脂質は吸収上皮細胞に取り込まれたのち、一部は血管に、一部はリンパ管に入る。

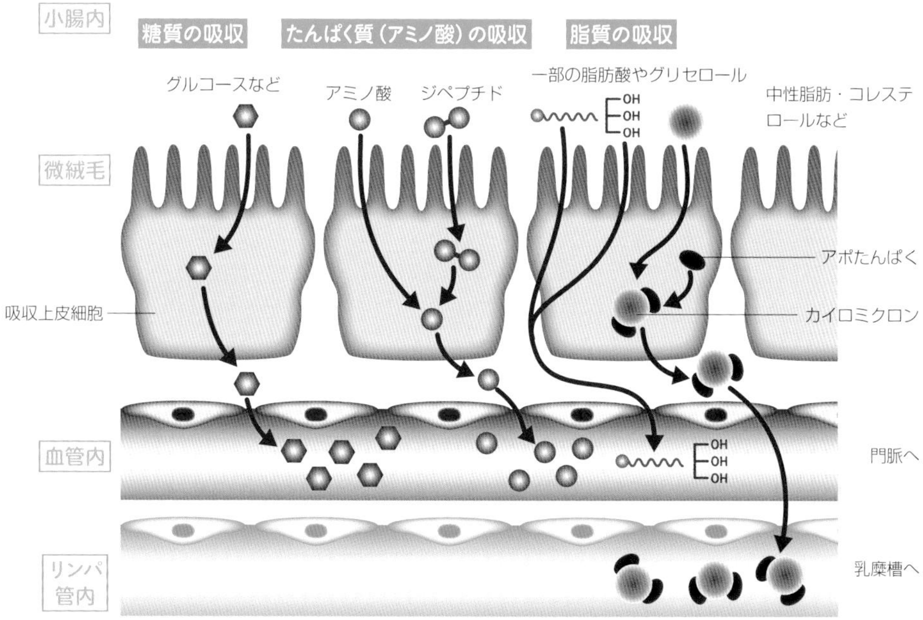

膜輸送体

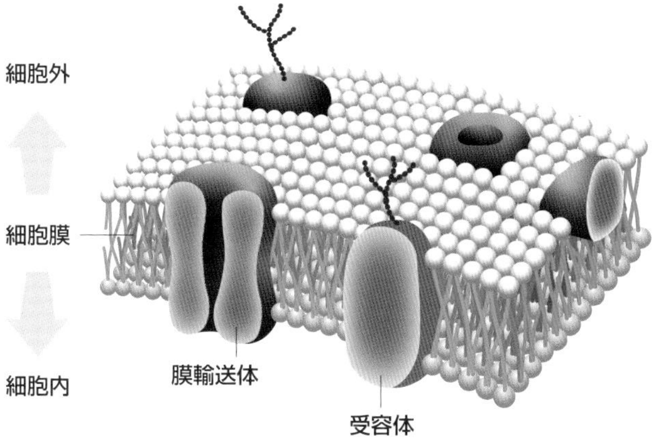

細胞膜にはたんぱく質でできた膜輸送体が埋まっている。取り込む物質によって異なる輸送体がある。糖質やたんぱく質は膜輸送体で、脂質は細胞膜をそのまま通り抜ける。

腸内細菌叢とその働き

ポイント

- 腸内細菌は100兆個以上にもなり、多くが大腸にいる
- 人には消化できないものを分解してビタミンなどをつくる
- 腸内細菌叢は免疫機能と相互関係にある

細菌は主に大腸で集団をつくり生態系を形成

口から肛門に至る管の中にはさまざまな細菌が棲みついています。それは500～1000種類、100兆個以上にもなるといわれています。細菌数は小腸後半から多くなり、大腸に入ると急増します。細菌は種類ごとにあつまりをつくり、近くの別の集団と互いに影響しながら生態系をつくっています。そのためこれらは「むらがる」という意味の「叢」を使って**腸内細菌叢**（**腸内フローラ**）と呼ばれています。

腸内細菌は、出産時に産道で感染したり、食べ物といっしょに、または手についたものを口から摂取したりして棲みついたもので、その構成は人によって違います。

免疫機能とは相互関係にある

腸内細菌と人とは共存関係にあります。腸内細菌は、消化できずに大腸に流れてきたカスを分解し、ビタミンやたんぱく質、脂肪酸など人に有益な物質をつくったり、腸に入ってきた病原体を撃退してくれたりします。

また腸内細菌叢は人の免疫機能と相互関係を築いているといわれています。バランスのよい腸内細菌叢は、白血球を刺激して免疫反応を正常に保ち、正常な免疫反応は**腸内細菌叢のバランス**を保ちます。腸内細菌叢のバランスが崩れると免疫に異常が起き、アレルギーが起きたり病状が悪化したりすると考えられています。また腸内細菌叢は、**過敏性腸症候群**（P.166参照）など消化管の炎症による病気や、がん、肥満などと関係している可能性があるとされ、さまざまな研究が進められています。

試験に出る語句

腸内細菌叢
腸内細菌が種類ごとに集団をつくり、互いに影響しあって生態系をつくっている状態。

メモ

腸内細菌叢のバランス
腸内細菌の基本的な構成は大人になるとあまり変わらない。ただし食生活やストレスなどの影響を受けてバランスが変わることがある。

常在細菌
人体には消化管の中だけでなく、皮膚や腟などにも多くの細菌が棲みついている。常にそこにいる細菌は常在細菌と呼ばれ、多くは人体に無害または有益である。常在細菌の90%は消化管内にいる。

腸内細菌叢

腸内に棲む菌は、種類ごとに集団をつくり、相互に影響しあって生態系をつくっている。腸内細菌叢は人によって異なる。腸内細菌は、腸に侵入する病原体を撃退し、人が消化できないものを分解して脂肪酸をつくり、ビタミン（B群、Kなど）を生成する。

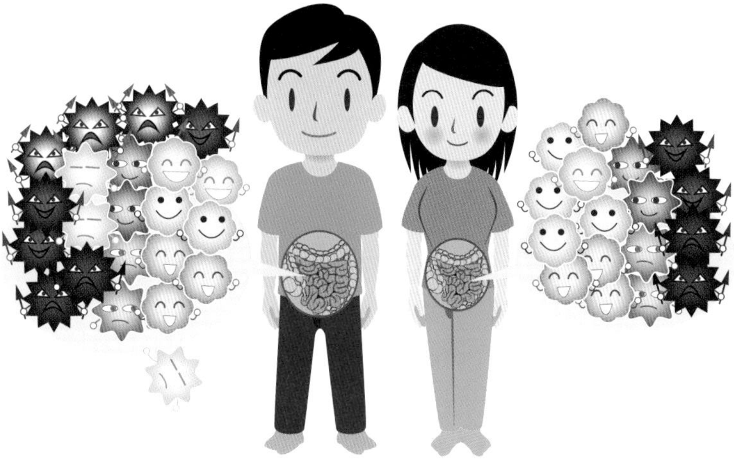

腸内細菌の種類

腸内細菌は、人体に有用な善玉菌と、ときに病気を起こすなどの悪さをする悪玉菌、どちらにもなる日和見菌に分けられる。

善玉菌

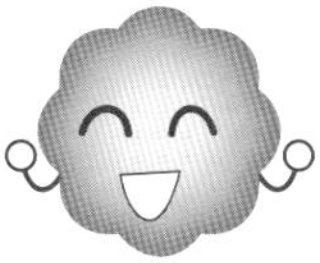

ビフィズス菌、乳酸桿菌など
- 整腸作用
- 消化を助ける
- 免疫機能
- ビタミンなどの生成

日和見菌

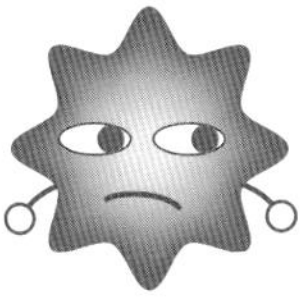

バクテロイデス、非病原性大腸菌など
- 通常は無害だが、悪玉菌が優勢になると悪さをする

悪玉菌

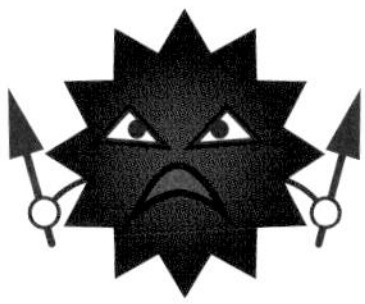

ウエルシュ菌、ブドウ球菌、病原性大腸菌など
- 腸内腐敗
- ガスの発生
- 発がん性物質など有害物質の発生

腸管免疫

ポイント
- 腸が担う免疫の機能を腸管免疫という
- 回腸にあるパイエル板が中心的役割を果たす
- 粘膜を覆う粘液や、腸内細菌なども腸管免疫に関わる

人の免疫組織の60%は腸にある

人体に侵入してくる細菌やウイルスなどの外敵を排除する機能を免疫といい、その仕事をする組織をリンパ組織といいます。そして全身のリンパ組織の60%が集まる腸は免疫機能に重要な役割を果たしており、これを腸管免疫といいます。腸には食べ物といっしょに細菌などの外敵が流れてくるので、それを排除するため腸には強力な免疫機能が備わっているのです。

腸管免疫の主な舞台は、粘膜の下に免疫細胞のリンパ球が集まったリンパ小節が散在している小腸です。特に回腸にはリンパ小節がさらにたくさん集まっているパイエル板という組織があり、これが中心的役割を担っています。また腸粘膜の表面を守る粘液や粘膜の特殊な細胞が出す抗菌物質、前項で解説した腸内細菌も、外敵の侵入を防ぐのに一役買っています。

腸管免疫の主役はパイエル板

パイエル板の表面にはM細胞という特殊な細胞があり、これが腸の中を流れてきた外敵を取り込みます。外敵の情報はM細胞から樹状細胞（抗原提示細胞）へ、さらに免疫の司令塔であるT細胞へと伝達されます。するとT細胞が活性化し、B細胞に武器となる抗体（IgA）の産生と放出を指示します。そして活性化したB細胞は形質細胞と呼ばれる細胞に変身し、抗体を放出、外敵を攻撃し排除するのです。パイエル板は食べ物に対する免疫反応にも関わっていると考えられています。

試験に出る語句

腸管免疫
主に腸のリンパ組織が担う免疫の機能。食物やそれに混じって侵入する外敵を排除する。

パイエル板
回腸に散在するリンパ組織で、全体で20～30個程度ある。リンパ球の集まりであるリンパ小節がかたまりをつくったような組織で、表面のM細胞が外敵をキャッチする。

キーワード

樹状細胞
外敵を取り込んで分解し、そのかけらを免疫の司令塔であるリンパ球のT細胞に提示する細胞。主にパイエル板などの粘膜や皮膚にいる。

T細胞・B細胞
リンパ球の仲間。リンパ球は白血球の一種である。リンパ球にはT細胞、B細胞のほか、NK細胞などいくつかの種類がある。またT細胞には違う役割をもつものが何タイプもある。

腸管免疫における小腸粘膜の働き

杯細胞が分泌する粘液は小腸粘膜を覆い、外敵の侵入を防ぐ。粘膜にあるパネート細胞はリゾチームなどの抗菌物質を放出する。腸内細菌叢は外から侵入する細菌などを撃退する。マクロファージは免疫細胞の1つで、侵入する外敵をそのまま取り込んで殺す。

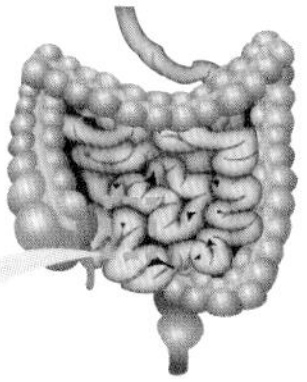

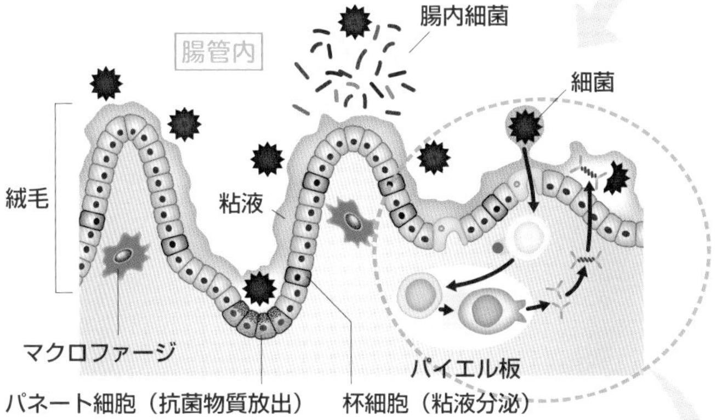

パイエル板の構造と働き

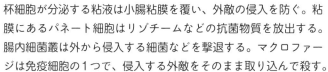

回腸の粘膜にあるパイエル板はリンパ球の集まりで、外敵を取り込み、抗体を放出して外敵を撃退する。

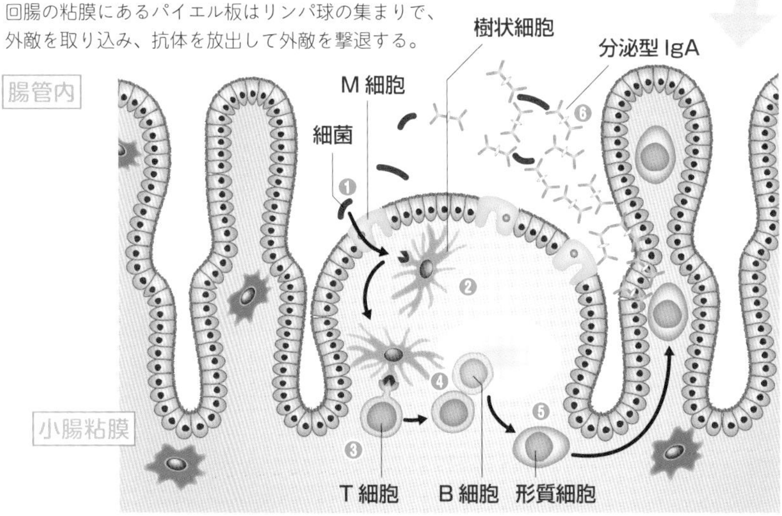

❶ M 細胞が細菌などの外敵を取り込む。
❷外敵を樹状細胞に渡す。
❸樹状細胞が外敵の情報を T 細胞に提示する（抗原提示）。
❹ T 細胞が活性化、B 細胞に外敵の情報を伝達する。
❺ B 細胞は活性化して形質細胞になる。
❻形質細胞が抗体の分泌型 IgA を放出し､外敵を撃退する。

T 細胞：リンパ球の仲間で免疫の司令塔となる。
B 細胞：リンパ球の仲間で抗体をつくる。
樹状細胞：外敵を食べてその情報を T 細胞に提示する。
IgA：免疫グロブリン。粘液など分泌するものの中に出てくるタイプの抗体。

大腸① 盲腸の構造と働き

ポイント

- 盲腸とは回腸が大腸につながる回盲部から下側の部分
- 盲腸には虫垂がぶら下がっている
- 虫垂は免疫機能に関わっていると考えられる

大腸の始まりが盲腸

小腸に続く大腸は、盲腸、結腸、直腸に分けられます。そのはじめの部分である盲腸は、回腸が大腸に先端を突っ込むようにつながるところから下の部分です。「盲」は行き止まりという意味で、人体で管状のものが行き止まりになっているところを**盲端**といいます。盲腸も先端に**虫垂**がついているものの盲端で、これが名称の由来です。その反対に盲腸から上のほうには結腸が続いています。

回腸と盲腸がつながる部分を**回盲部**、その口を**回盲口**といいます。回盲口の縁はヒダのように盲腸のほうにもり上がっていて、回腸から流れてきた中身の逆流を防ぐ弁の働きをします。これを**回盲弁**（バウヒン弁）といいます。

虫垂は不要なものではない

盲腸にぶら下がっているのが虫垂です。俗に盲腸炎（または単に盲腸）と呼ばれるひどい腹痛をともなう病気は、盲腸ではなく虫垂の炎症（虫垂炎）です。

虫垂は細長い袋状の器官です。結腸の外側を走る3本の結腸ヒモ（P.68参照）をたどっていくと盲腸の先で虫垂に到達します。

虫垂の働きは完全に解明されてはいませんが、不要なものではないことがわかっています。虫垂には免疫の働きをするリンパ組織があるほか、人に有益な腸内細菌が貯蔵されていて、免疫機能に重要な働きをしている可能性があります。切除しても生きられますが、現在は以前のように容易に切除することはなくなりました。

試験に出る語句

盲腸
大腸の始まり。回腸がつながる回盲部から下の部分。先端に虫垂がぶら下がっている。

回盲部・回盲弁
回腸が盲腸につながる部分を回盲部といい、粘膜がヒダ状にもり上がって逆流防止弁の役割をしているところを回盲弁（バウヒン弁）という。

虫垂
盲腸につながる、先端が盲端になった細長い管状の器官。昔は無用の長物とされていたが、免疫機能などに関わることがわかってきた。

キーワード

盲端
「盲」は行き止まりの意味で、管状の器官が行き止まりになっているところを盲端という。

盲腸と虫垂の構造

回腸が大腸につながるところを回盲部といい、そこから下の部分が盲腸である。回腸がつながる部分は粘膜がヒダ状にもり上がり、逆流防止弁の働きをする（回盲弁）。盲腸には虫垂がつながっている。

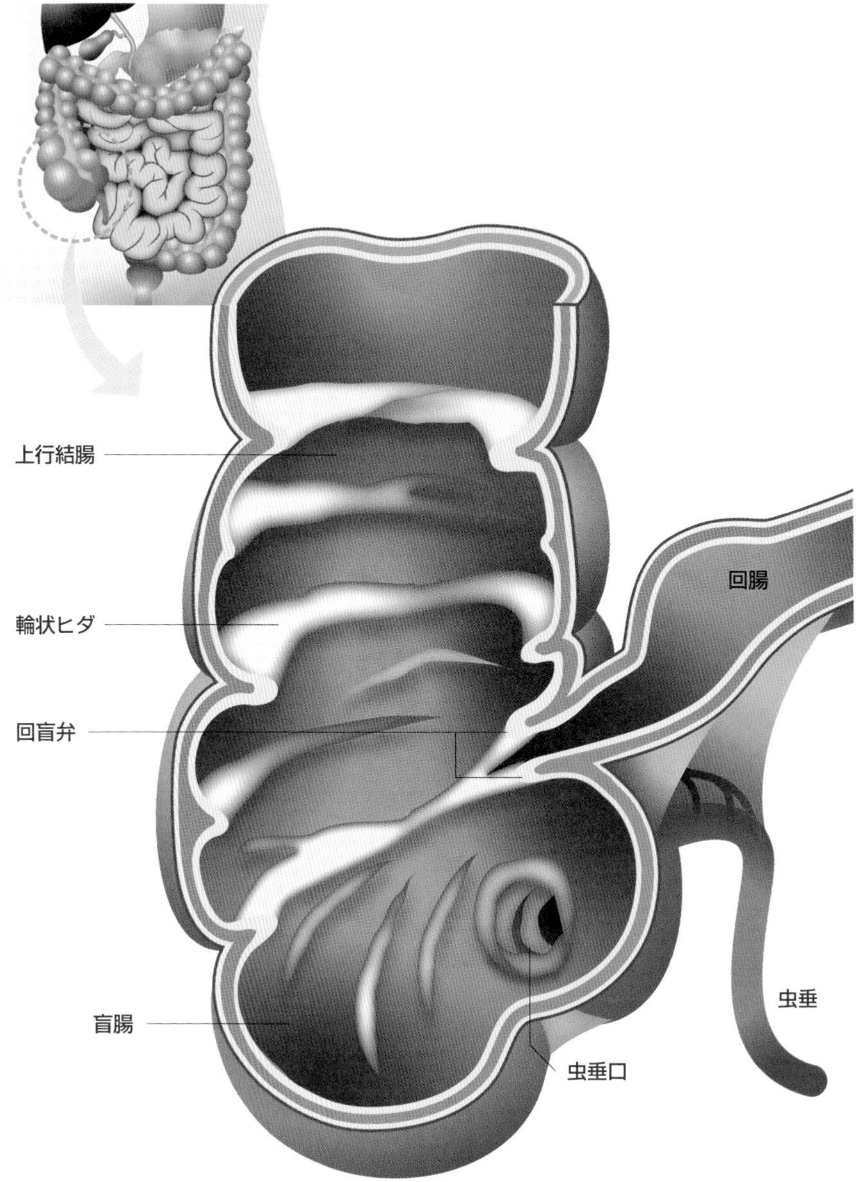

大腸② 上行・横行・下行結腸

ポイント

- 結腸は上行結腸、横行結腸、下行結腸、S状結腸からなる
- 結腸の外側には3本の結腸ヒモがついている
- 横行結腸は腹膜に吊られていて、胃から下がる大網がつく

腹部をぐるりと取り囲む結腸

盲腸に続くのが結腸です。結腸は、右下腹部から上に走る上行結腸（約13cm）、肝臓の下で曲がりおへそくらいの高さを右から左へ走る横行結腸（40～50cm）、さらに角を曲がって左下腹部に走る下行結腸（25～30cm）、それに続くS状結腸（30～40cm）に分けられます。なお、S状結腸については次項で解説します（P.70参照）。

上行結腸と下行結腸は腹膜（P.20参照）の後ろに固定されていますが、横行結腸は腸間膜に吊られていて、可動性があります。また横行結腸には大網というエプロンのような腹膜がついています。これは胃をくるんだ腹膜が前に垂れ下がり下腹部で反転してきたものです。

3本の結腸ヒモが縦に走る

結腸の外側には3本のスジが通っています。これは結腸の壁を縦に走る筋肉（外縦走筋）が束になったもので、結腸ヒモ（間膜ヒモ、大網ヒモ、自由ヒモ）といいます。結腸ヒモが結腸の長さを縮めるようなテンションをかけるので、ヒモがない部分の壁がモコモコと膨らみます。これを結腸膨起（けっちょうぼうき）といいます。一方、内側の粘膜には半月ヒダと呼ばれるヒダがあり、これは外から見たときのくびれと合致しています。

結腸の粘膜には小腸にあるような絨毛はなくつるんとしていますが、よく見ると陰窩（いんか）という深い穴があいています。陰窩の中にある杯細胞（さかずきさいぼう）は粘液を分泌し、便（うんこ）がスムーズに流れていくようにしています。

試験に出る語句

結腸
盲腸に続き直腸につながる腸。上行結腸、横行結腸、下行結腸、S状結腸に分けられる。

結腸ヒモ
結腸の外縦走筋が束になったもの。結腸の外側に3本走る。横行結腸の場合、上側を走る間膜ヒモ、前壁を走る大網ヒモ、下後方を走る自由ヒモの3本。

結腸膨起
結腸の外側にモコモコと膨らんだ部分。結腸ヒモによって腸が縮められるためにできる。

半月ヒダ
結腸粘膜にある半月状のヒダ。2つの結腸膨起の間のくびれに合致する。

メモ

虫垂は結腸ヒモの先にある
3本の結腸ヒモは盲腸の終わりで集まり、そこに虫垂がある。

結腸の全体像

結腸は、右下腹部の盲腸に続き、上行結腸、横行結腸、下行結腸、S状結腸と続き、直腸につながる。

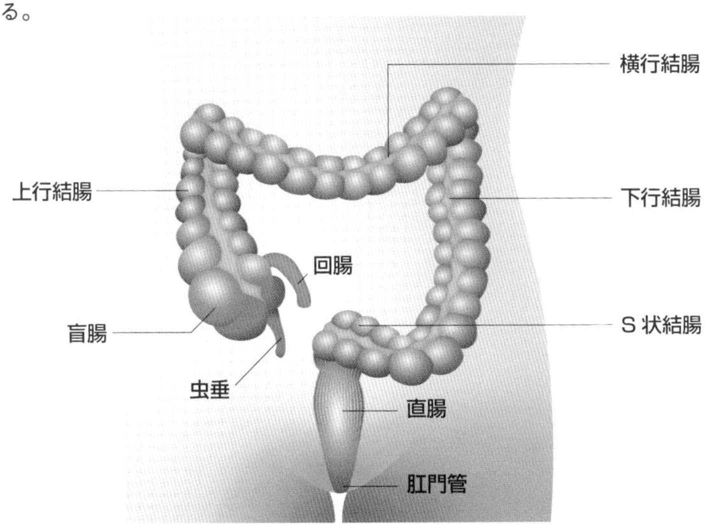

結腸の外観と粘膜の組織

結腸の外側には3本の結腸ヒモが走る。結腸ヒモでひっぱられるため、モコモコとしたふくらみができる。

粘膜には絨毛はなく、陰窩と呼ばれる穴がたくさんある。陰窩の中には粘液を分泌する杯細胞がある。

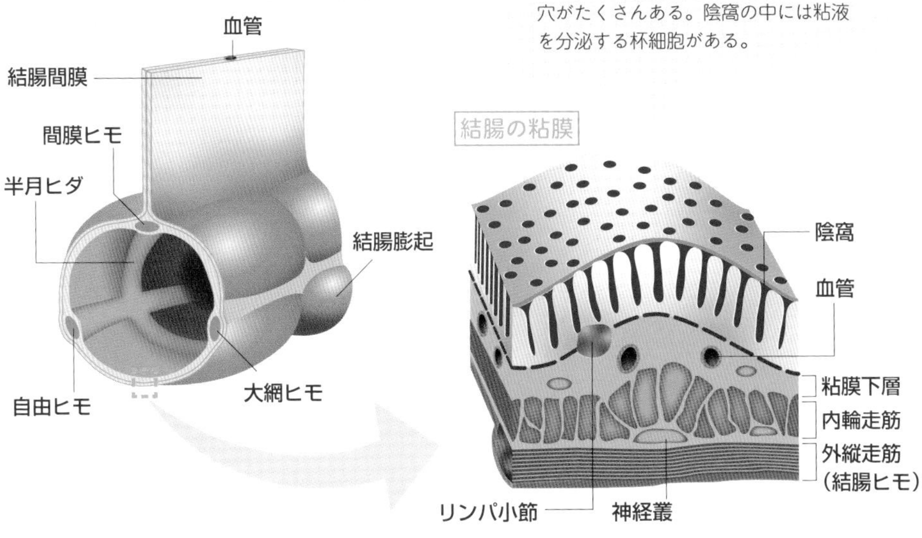

大腸③ S状結腸の構造

ポイント
- 下行結腸に続きSの字に曲がっているのがS状結腸
- S状結腸の走行は横から見たほうが理解できる
- S状結腸間膜に吊られていて可動性がある

S状結腸の走行は横から見るとわかる

下行結腸に続き、Sの字に曲がりくねって直腸につながる部分が**S状結腸**で、30～40cmの長さがあります。その走行は正面から見るより横から見たほうがよくわかります。S状結腸は左下腹部の腸骨稜のあたりから中央後方の仙骨に向かって大きなカーブを描いて走り、仙骨の前で再度曲がって仙骨に沿って下に向かいます。

S状結腸にも上行・横行・下行結腸にあるような**結腸ヒモ**（P.68参照）がありますが、第3仙椎の前あたりで結腸ヒモが見られなくなります。結腸ヒモがなくなるあたりから先の部分が**直腸**（P.72参照）です。

腸間膜に吊られているS状結腸

S状結腸は**腹膜**（P.20参照）に下からくるまれていて、前後の腹膜が合わさってできた腸間膜によって後方の腹壁に吊られています。この腸間膜を**S状結腸間膜**といいます。S状結腸間膜はゆるく張ったテントのようになっていて、これによってできたくぼみを**S状結腸間陥凹**（えすじょうけっちょうかんかんおう）といいます。S状結腸間陥凹には、まれに小腸などが落ち込んではまってしまい、その部分に血流が届かなくなって腹痛などの症状が起こるヘルニアが生じることがあります。

下行結腸は腹膜の後方にあってほぼ固定されていますが、S状結腸には可動性があります。そのため腸が動いて腸間膜がねじれてしまい、血行が悪くなる**腸捻転**（ちょうねんてん）が起こりやすい傾向があります。

試験に出る語句

S状結腸
下行結腸に続く結腸で、先は直腸へとつながる。Sの字にカーブしているためこの名称で呼ばれる。

S状結腸間膜
S状結腸をつつむ腹膜から続く腸間膜。後方にS状結腸を吊っている。S状結腸間膜にできるくぼみをS状結腸間陥凹という。

キーワード

腸捻転
何らかの原因で腸がねじれる病気。激しい痛みを生じ、通過が妨げられる腸閉塞や、血行の遮断による組織の壊死などを起こす。S状結腸に多い。

S状結腸の構造

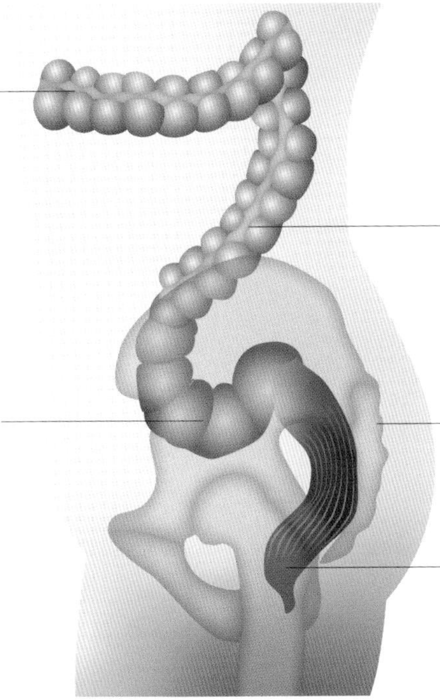

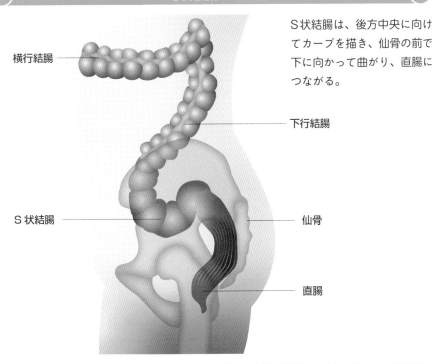

S状結腸は、後方中央に向けてカーブを描き、仙骨の前で下に向かって曲がり、直腸につながる。

S状結腸間膜

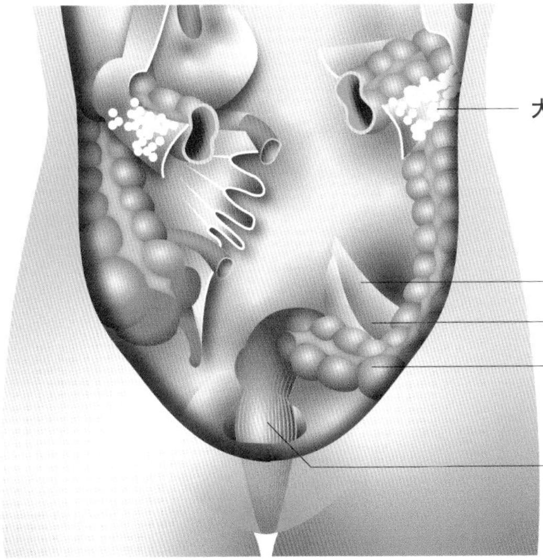

S状結腸は腹膜にくるまれていて、そこから続く腸間膜（S状結腸間膜）によって後方に吊られている。その腸間膜にできるくぼみをS状結腸間陥凹という。

大腸④ 直腸の構造

ポイント
- 直腸とは、S状結腸に続き肛門にいたる腸のこと
- 直腸は横から見ると前後にカーブしている
- 粘膜には上・中・下直腸ヒダという大きなヒダがある

直腸はまっすぐじゃない

S状結腸に続き肛門に向かう20cmほどの部分が**直腸**です。正面から見ると名前の通りまっすぐですが、横から見るとカーブを描いていることがわかります。まず仙骨に沿って後方に膨らむようにカーブ（仙骨曲）し、前方に向かうと急に下後方に曲がり（会陰曲）、最後に細くなって**肛門管**（P.76参照）となります。

直腸の上のほうは腹膜にくるまれていますが、下のほうには腹膜はついていません。腹膜は直腸の前で上前方に方向を変え、男性では膀胱の上を、女性では子宮の上を覆います。そして男性の直腸と膀胱の間にできる腹膜のくぼみを**直腸膀胱窩**（ちょくちょうぼうこうか）、女性の直腸と子宮の間にできるくぼみを**直腸子宮窩**（ちょくちょうしきゅうか）または**ダグラス窩**といいます。ダグラス窩は本来、女性の直腸子宮窩の名称ですが、医療現場では男性の直腸膀胱窩もダグラス窩と呼んでいます。

直腸の内側には3つの大きなヒダがある

直腸には結腸ヒモや結腸膨起はありません。壁は内側から粘膜、粘膜下層，輪走筋層、縦走筋層で構成され、外側の漿膜は上部にはありますが下部にはありません。

粘膜には大きなヒダが3つ張り出しています。これらは**直腸横ヒダ**と呼ばれ、上から上直腸ヒダ、中直腸ヒダ（コールラウシュヒダ）、下直腸ヒダという名前がついています。直腸下部の少し広くなったスペースは直腸膨大部で、ここに結腸から送られてきた便（うんこ）がある程度たまると、便意が起こるしくみになっています（P.78参照）。

試験に出る語句

直腸
S状結腸に続き肛門にいたる腸。前から見るとまっすぐだが、横から見ると前後にカーブしている。

直腸横ヒダ
直腸の粘膜に張り出している3つのヒダ。上・中・下直腸ヒダという。内視鏡検査や手術のときに目印になる。

キーワード

ダグラス窩
直腸の前面を覆い下がる腹膜が、子宮の上に折り返したところにできるくぼみ。本来は女性の部位を指すが、男性の直腸膀胱窩もダグラス窩と呼ぶことがある。

直腸の位置

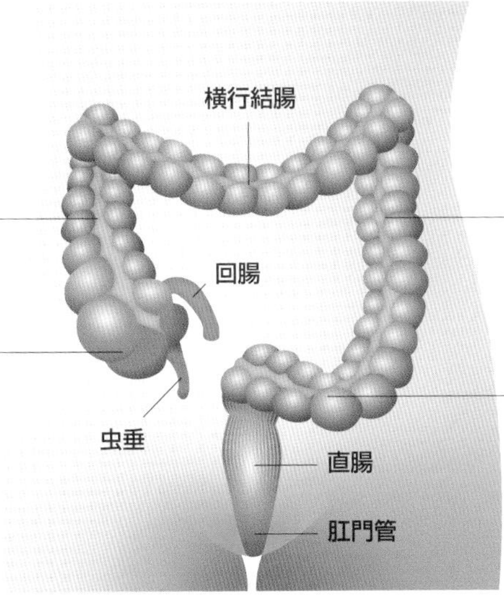

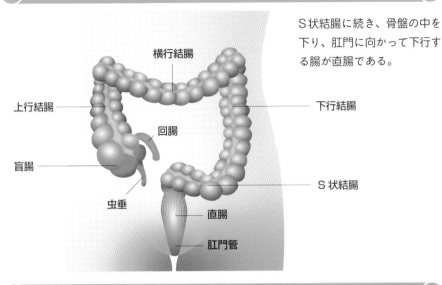

S状結腸に続き、骨盤の中を下り、肛門に向かって下行する腸が直腸である。

直腸の構造（男性）

直腸は仙骨に沿ってカーブし、前方に向かうと会陰曲で下後方に曲がり、肛門に向かう。内側の粘膜には直腸横ヒダと呼ばれる3つのヒダ（上・中・下直腸ヒダ）がある。直腸前面を覆う腹膜が膀胱の上に反転してできるくぼみを直腸膀胱窩という（キーワード参照）。

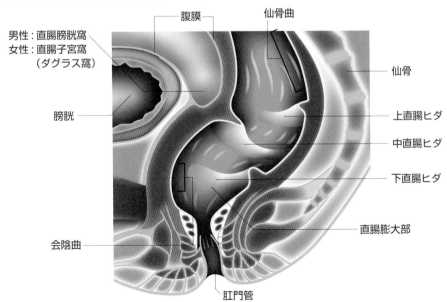

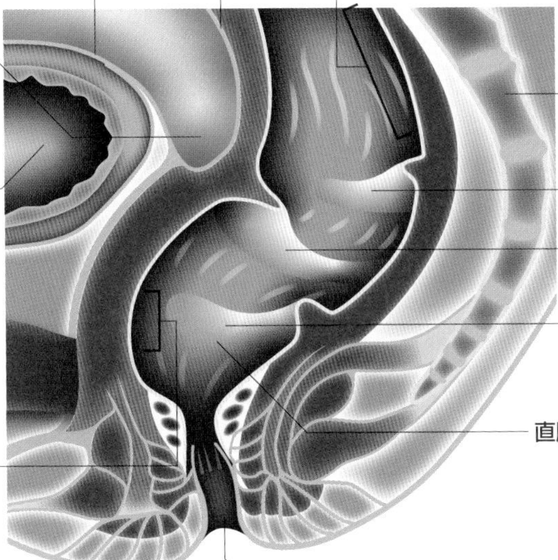

大腸で便ができる過程

ポイント
- 結腸で腸の中身から水分を抜いて固形の便にする
- 水分は人体に必要不可欠なので捨てずに結腸で回収する
- 便の硬さを評価するブリストルスケールがある

腸の中身から水を抜いて便にする

結腸の働きは、小腸で消化・吸収がほぼ済んだ残りから水分を抜き、便（うんこ）をつくることです。

回腸から送られてくるものは水分を多く含んでドロドロの状態です。この水分は、もともと飲食物に含まれていた水分に、唾液、胃・十二指腸で注ぎ込まれた消化液と、小腸の壁から分泌された粘液の水分が加わったものです。その量は、飲食物で摂取するのが1日に約2ℓ、消化液などは合計7ℓにもなります。

水は人体に必要不可欠な成分ですから、そのまま捨ててしまわずに結腸で回収するのです。一部のミネラルも結腸で吸収されます。

便の硬さを評価するブリストルスケール

腸の内容は、上行結腸のあたりではドロドロの液状ですが、上行結腸の後半では半液状、横行結腸では粥状、下行結腸に移行するあたりでは半粥状、下行結腸の後半からS状結腸では半固形、直腸の直前あたりで固形になります。

理想的な便は適度に水分を含んでふかふかとやわらかく、排泄したときに形を保つくらいの硬さです。何かの理由で腸の通過が速すぎると下痢になり、遅すぎると便秘になります。また水分摂取が少なかったり、発汗などで水分をたくさん喪失したりすると、体内の水分量を維持するために結腸でより多くの水分を吸収するので、便は硬くなります。

便の硬さを評価するスケールにブリストルスケールがあります（右ページ表参照）。

試験に出る語句

ブリストルスケール
便の硬さを評価するものさし。医療現場で広く使われている。

キーワード

下痢
便の水分が多すぎること。水様または泥状の便が頻繁に出る状態（P.140参照）。

便秘
便の水分が少なくなり、硬い便になり、排便回数が減ること（P.138参照）。

メモ

便に含まれるもの
全体の60～70%は水分。残りは腸壁からはがれた細胞（15～20%）、腸内細菌（死骸も含む、10～15%）、食べ物のカス（5%）などである。

便ができるプロセス

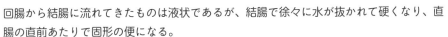

回腸から結腸に流れてきたものは液状であるが、結腸で徐々に水が抜かれて硬くなり、直腸の直前あたりで固形の便になる。

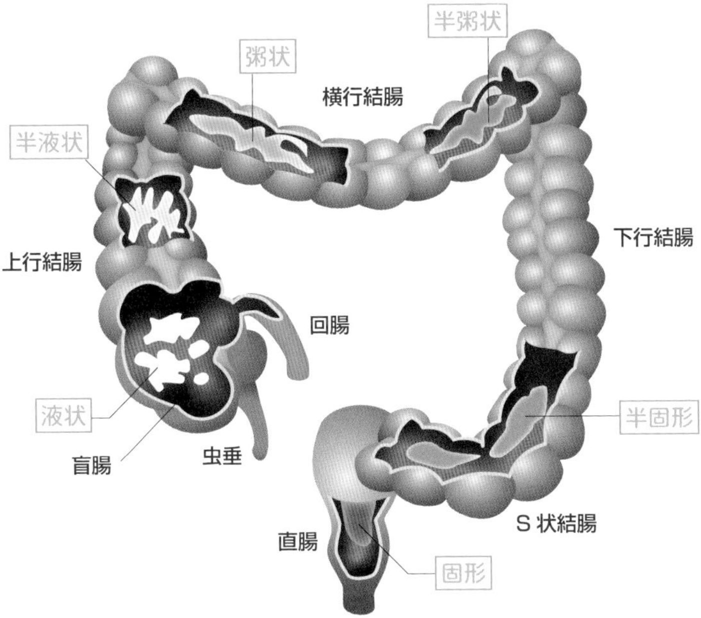

ブリストルスケール

消化管の通過時間：非常に遅い（約100時間）⇔ 非常に速い（約10時間）

1	コロコロ便	硬くてコロコロの兎糞状の便
2	硬い便	ソーセージ状であるが硬い便
3	やや硬い便	表面にひび割れのあるソーセージ状の便
4	普通便	表面がなめらかでやわらかいソーセージ状、あるいは蛇のようなとぐろを巻く便
5	ややわらかい便	はっきりとしたしわのある、やわらかい半分固形の便
6	泥状便	境界がほぐれて、ふにゃふにゃの不定形の小片便、泥状の便
7	水様便	水様で、固形物を含まない液体状の便

便の硬さを評価するスケール。医療現場で使われている。

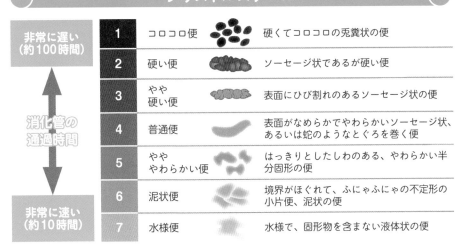

肛門の構造と働き

ポイント
- 直腸の先の細くなった4cmほどが肛門管
- 粘膜にはポケット状の肛門洞が並んでいる
- 平滑筋の内肛門括約筋と骨格筋の外肛門括約筋がつく

直腸の先の細くなったところが肛門管

肛門は消化管の出口です。穴だけを指すのではなく、直腸の先の細くなった4cmほどのところがいわゆる肛門で、解剖学的にはこれを**肛門管**といいます。肛門管の粘膜にはポケットのようなくぼみが並んでいます。このくぼみの中を**肛門洞**、くぼみとくぼみの間の隆起を**肛門柱**といいます。ポケットの縁のラインは**歯状線**（**櫛状線**）と呼ばれ、このラインの上と下とでは粘膜を構成する細胞のタイプが異なっています（メモ参照）。

肛門の周囲には静脈が網の目のような構造をつくって走っているところがあります。それは肛門管の上のほうの粘膜にある**内痔静脈叢**と、肛門の出口付近にある**外痔静脈叢**です。この静脈がうっ血して腫れ、痛みをともなうのがいわゆるいぼ痔（痔核）です。

肛門括約筋が肛門をピタッと閉じている

肛門の周囲には**内肛門括約筋**と**外肛門括約筋**があり、それらの働きで通常肛門はピタッと閉じています。内肛門括約筋は肛門管の周囲を囲んでいる筋で、直腸の壁にある内輪走筋が伸びてきているものです。これは平滑筋で自分の意思では動かせません。外肛門括約筋は内肛門括約筋の外を取り囲む筋で、自分の意思で閉めたりゆるめたりすることができる骨格筋です。

また内肛門括約筋と外肛門括約筋の間には、骨盤の底をつくる**肛門挙筋**（恥骨尾骨筋、腸骨尾骨筋、恥骨直腸筋）がはさまっています。

試験に出る語句

肛門管
直腸の先の急に細くなった部分。4cmほどの長さ。肛門洞、肛門柱がある。

歯状線（櫛状線）
肛門管の粘膜にある肛門洞の縁の線。ここの上と下では粘膜の細胞が異なる。

メモ

歯状線の上下の上皮細胞
歯状線の上の部分は単層円柱上皮、下の部分は重層扁平上皮で覆われる。発生的には上は内胚葉由来、下は外胚葉由来である。

外・内痔静脈叢
粘膜下に静脈がたくさん走っているので、ここに薬剤を投与するとすみやかに静脈内に吸収されて全身をまわる。それが座薬のしくみである。

内痔核・外痔核
痔核のうち歯状線をはさんで肛門の内側にできるものを内痔核、外側にできるものを外痔核と呼ぶ。

肛門管の位置と構造

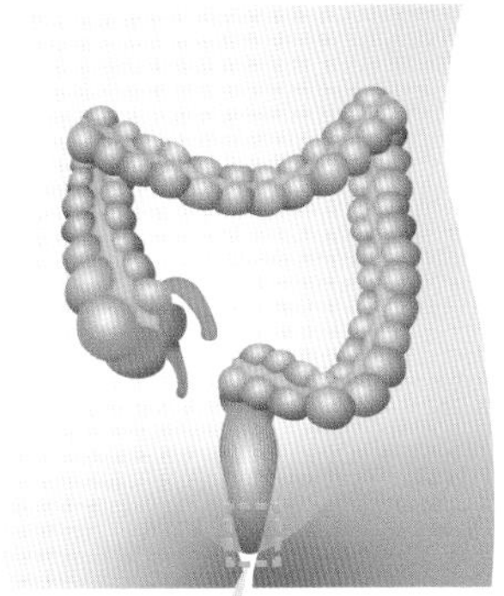

肛門とは直腸の先の肛門管のことである。

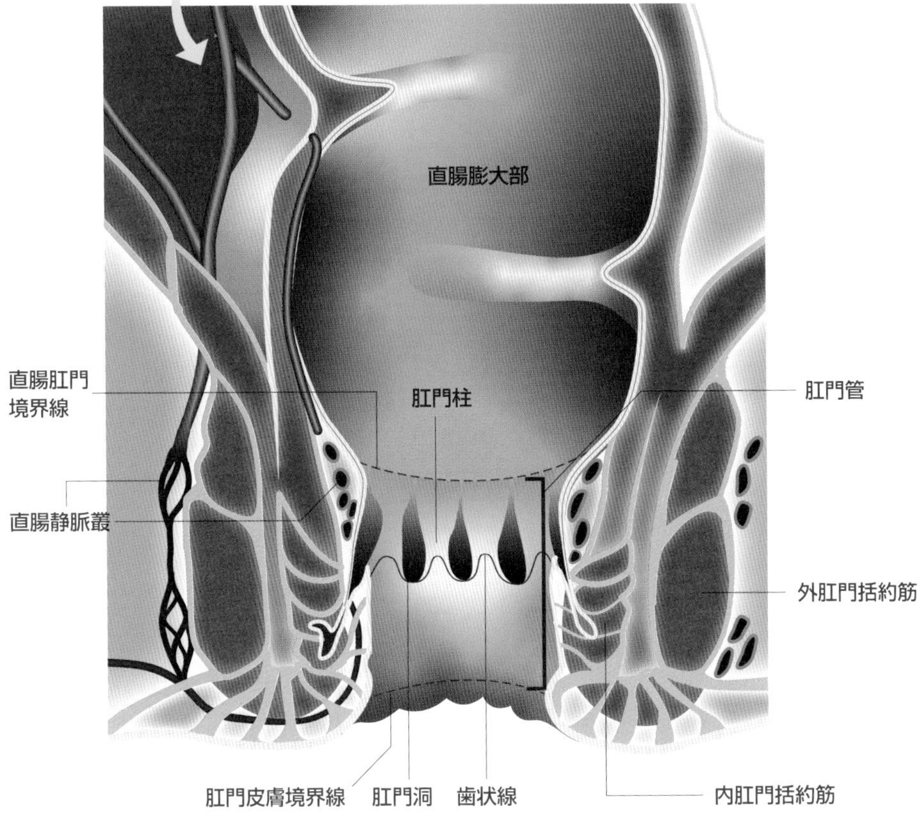

直腸の先の急に細くなった4cmほどの部分を肛門管という。
肛門管の周囲は内肛門括約筋と外肛門括約筋に囲まれている。

排便のしくみ

ポイント
- 排便のプロセスは直腸に便がたまるとスタートする
- 排便反射で直腸に蠕動運動が起き、内肛門括約筋がゆるむ
- 自分の意思で外肛門括約筋をゆるめ、腹圧をかけて排便する

無意識のうちに起こる排便の準備

結腸で水分が抜かれてできた便（うんこ）はS状結腸で少しとどまったのち、S状結腸の蠕動運動によって少しずつ直腸へ送られます。この蠕動運動は、主に胃に食べ物が入ると起こる胃・結腸反射によって生じます。

便が直腸に送り込まれても、肛門は閉じているので垂れ流しになることはなく、便は直腸にたまっていきます。そして一定量に達すると、直腸の壁のセンサーは壁が引き伸ばされたことを感知し、その情報が骨盤内臓神経によって仙髄へ伝えられます。すると排便反射が起こり、仙髄から直腸に「蠕動運動を起こせ」という指令が、また内肛門括約筋に「ゆるめ（開け）」という指令が届きます。この反応は意思とは関係なく働く不随意運動で、主に副交感神経によってコントロールされています。

我慢するか排便するかは自分の意思で

直腸の壁が引き伸ばされたという情報は脳にも届きます。するとそこで便意が起こり、脳はトイレに行くという行動を起こさせます。しかしトイレに行くまでの間、またはトイレに行ける状況でないときは、しばし便意を我慢しなければなりません。その場合は、脳から陰部神経を介して外肛門括約筋に「締めろ」という指令が出ます。

晴れてトイレにたどり着いたら、自分の意思で外肛門括約筋の収縮を解き、腹圧をかけて排便します。

便意が起きてから我慢したり排便したりする行動は、自分の意思で行う随意運動です。

試験に出る語句

胃・結腸反射
胃に飲食物が入るとS状結腸に蠕動が起こること。空っぽの胃にものが入ったときに起きやすい。

排便反射
直腸の壁が引き伸ばされたという情報が仙髄に届くと起こる反射。直腸に蠕動運動を起こし、内肛門括約筋を弛緩させる。

排便のしくみ

排便のプロセスは、直腸に一定量の便がたまり、その情報が中枢神経に伝わることでスタートする。

❶直腸に便がたまり、壁が引き伸ばされると、その情報が骨盤内臓神経によって仙髄に伝わる。
❷排便反射が起こり、骨盤内臓神経によって、a 直腸に「蠕動運動を起こせ」という指令が、b 内肛門括約筋に「ゆるめ」という指令が届き、意思とは関係なく反応が起こる。
❸直腸の壁が引き伸ばされたという情報が大脳にも届く。
❹大脳で便意が生じる。
❺大脳から外肛門括約筋に「ゆるめ」という指令が届き、自分の意思で肛門を開き、腹圧をかけて排便する。

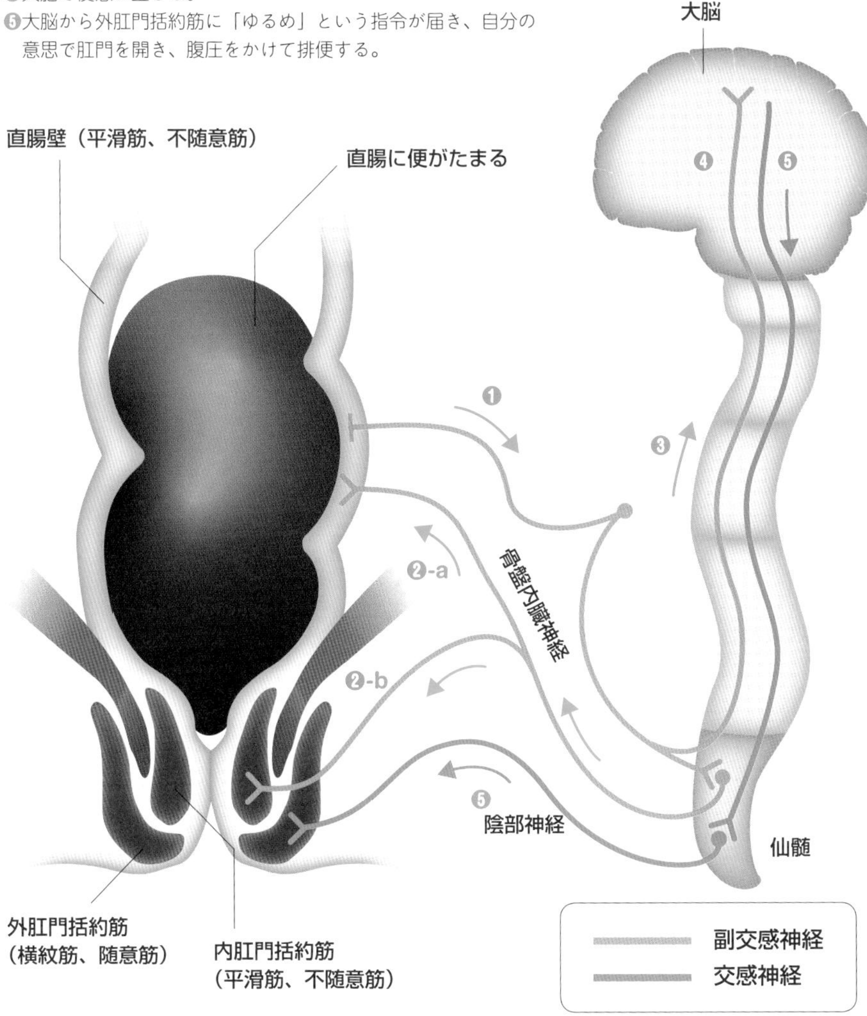

コラム

腸管が半分以上を担う免疫とはなにか

免疫とは、細菌やウイルス、何らかの化学物質など、体に害をなすもの（外敵）が侵入してきたときに、それを排除するしくみです。人の免疫機能の約60％は小腸を中心とした腸管が担っているといわれています。免疫の働きは複雑ですが、そのしくみはまるで壮大な戦国絵巻のよう。免疫は現在研究が急速に進んでいる分野です。

免疫の中心的役割を担うのは白血球です。白血球は、血液を観察したとき、たくさんの赤血球の中にところどころ白い血球が見つかったことからこう名付けられました。白血球は血液の中だけでなく、小腸粘膜（P.65参照）や肝臓（P.94参照）、皮下、肺などの組織にもいて、それぞれの場所で外敵の侵入を阻んでいます。

白血球は1個の細胞で、顆粒球（好中球、好酸球、好塩基球）、リンパ球（T細胞、B細胞、NK細胞など）、単球・マクロファージ、樹状細胞といった種類があります。戦いの場や外敵の種類、さまざまな状況によって戦いに動員される細胞や展開は多少異なりますが、これらの細胞が互いに連携、協力しあって巧みに外敵を排除します。

好中球やマクロファージは全身をパトロールしていて、外敵の侵入を発見すると、それがなにかはおかまいなしに、すぐに食べて殺します。また樹状細胞は発見した外敵を取り込むと細胞内で分解し、そのかけらをもって司令官であるT細胞のところに行き、「こんなやつが侵入しました」と報告します。報告を受けたT細胞は活性化して増殖し、ほかの役割をもつT細胞に攻撃の指令を出すとともに、B細胞に武器となる抗体をつくるように命じます。さらにNK細胞やマクロファージも総動員され、前線を突破して侵入してきた外敵に対する総攻撃が始まります。そして外敵が排除されると、別のT細胞が「攻撃やめ！」という命令を出し、戦いは終了します。このように無駄な攻撃によって自分自身を傷つけないように反応を終わらせる機能がきちんと備わっていることも免疫の優れた特徴です。

詳しくは本書シリーズの「免疫学の基本」で勉強してみてください。

第3章

肝臓・膵臓・胆のうのしくみと働き

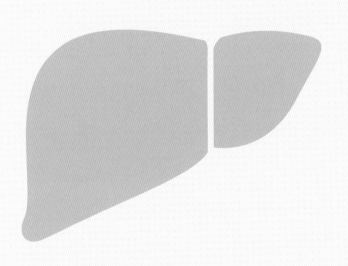

肝臓の場所と構造

ポイント
- 肝臓は右上腹部にあり、重さは1～1.5kgである
- 下面の肝門部に門脈や固有肝動脈、肝管が出入りしている
- 肝鎌状間膜で左葉と右葉に分けられる

肝臓は人体で最大級の臓器

肝臓は右の脇腹あたり（上腹部）にあり、肋骨に隠れるので通常外から触ることはできません。1～1.5kgほどあり、人体の中では最大級の臓器です。

肝臓の上は横隔膜です。肝臓の下のやや左寄りには胃があり、胃から続く十二指腸も一部が肝臓に接しています。右後方には右の腎臓と副腎が、そして上行結腸から横行結腸に曲がる角の部分も肝臓の下面に接しています。また肝臓でできた胆汁をためて濃縮する胆のうが、肝臓の下面にくっつくように位置しています。

消化管から集まった門脈（P.84参照）と、肝臓自体に栄養や酸素を送るための固有肝動脈、胆のうへ胆汁を送る肝管が肝臓下面の肝門部に出入りしています。肝臓から出て心臓に戻る肝静脈は肝臓の上後面から出て、すぐに下大静脈に入ります。

解剖学的右葉は左葉の4～5倍

肝臓は前から見ると三角形をしていて、表面はつるんとしています。大部分は腹膜に包まれていますが、後面の一部に腹膜がないところ（無漿膜野）があり、そこは横隔膜にくっついています。表面を覆う腹膜の一部は肝鎌状間膜になって肝臓を左葉と右葉に分けています（解剖学的葉区分）。この区分では右葉のほうが大きく、左葉の4～5倍くらいの大きさがあります。また肝臓は血管の走行や機能によって別の方法で区分されることがあります。それは次の項で解説しています（P.84参照）。

試験に出る語句

肝鎌状間膜
肝臓を包む腹膜が肝臓を2つに分けるように入り込んでいる部分。これによって肝臓は解剖学的に左葉と右葉に分けられる。

肝門部
肝臓の下面の門脈や肝動脈などが出入りする部分。

キーワード

解剖学的葉区分
肝鎌状間膜によって肝臓を左葉と右葉に分けるもの。

メモ

肝臓は再生力が強い臓器
肝臓はその半分以上を切り取っても、大きさ、機能ともにほぼ元どおりに回復するほど再生力が強い。

肝臓の外観

肝臓は右上腹部にある。上は横隔膜、下は胃や十二指腸、結腸、右腎臓などに接する。腹膜が入り込み肝鎌状間膜となり肝臓を左葉と右葉に分ける。

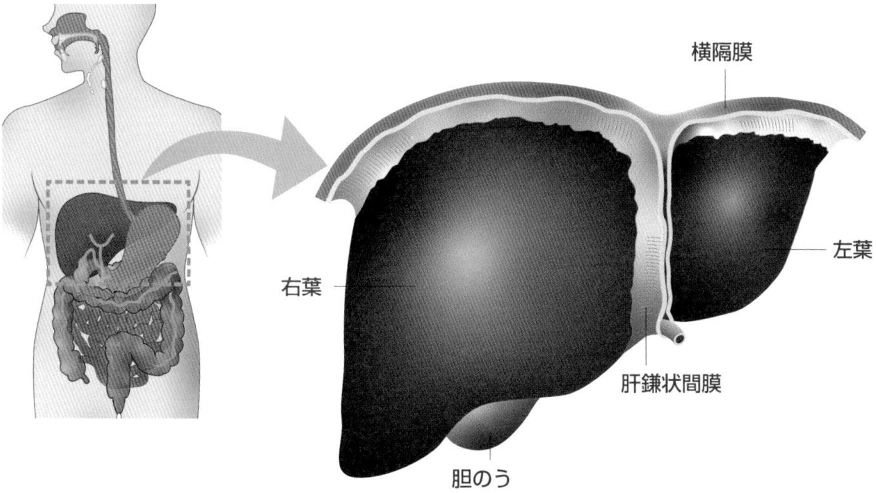

肝門部の構造

肝臓の下面には、門脈、総胆管、固有肝動脈が出入りするところがある。ここを肝門部という。下大静脈は肝臓の後ろを通っている。

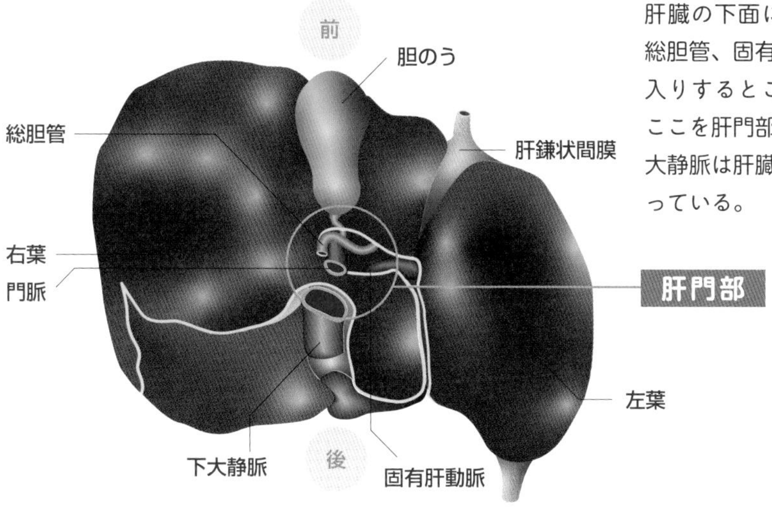

下から見たところ

肝動脈・肝静脈と門脈

ポイント
- 消化管からの血液は集まって門脈となり肝臓に入る
- 肝臓に入った血管は枝分かれして肝臓全体に広がる
- 血管の分かれ方で肝臓を区分することがある

肝臓は血管のかたまり

肝臓には消化管からのすべての血液が集まります。それは消化管で吸収した栄養素を貯蔵、加工するためです。

栄養素吸収の中心地である小腸の大部分と、結腸の前半部分からの静脈は集まって上腸間膜静脈になります。結腸の後半や上部直腸からの静脈は下腸間膜静脈となり、胃の一部からの脾静脈（ひじょうみゃく）と合流します。そしてそれらの静脈は門脈となり、途中胃の一部からの静脈も合流し、肝門部から肝臓へ入ります（P.14参照）。

肝門部には、肝臓そのものに酸素を届ける**固有肝動脈**も入っています。門脈と固有肝動脈は、肝臓の中で同じように枝分かれしながら肝臓全体へと血管を広げていきます。そしてそれぞれが毛細血管となり、肝臓でのさまざまな化学処理を行う**肝小葉**（かんしょうよう）（P.86参照）を構成します。肝臓は毛細血管のかたまりのような臓器なのです。

血管の分かれ方で肝臓を区分する

肝臓は肝鎌状間膜によって左葉と右葉に分けられますが（解剖学的葉区分、P.82参照）、肝臓に入る門脈などの血管の分かれ方で区分することもあります。例えば、門脈と固有肝動脈が肝門部に入って2つに分かれるのに沿って、それぞれの血管が分布する領域で左葉と右葉に分ける方法があります。これを**機能的葉区分**といい、左右を分ける線をカントリー線といいます。また門脈などが枝分かれするのに沿ってさらに細かくS1からS8の8つに分ける**Couinaud（クイノー）分類**も使われます。

試験に出る語句

固有肝動脈
腹部大動脈から出る腹腔動脈から分かれ、肝臓に酸素が豊富な血液を送る動脈。単に肝動脈ということもある。肝門部から入り、肝臓内で門脈と同じように分岐する。

機能的葉区分
門脈や肝動脈が肝門部に入って2つに分かれるのに沿って、肝臓を左葉と右葉に分けるもの。

Couinaud（クイノー）分類
門脈や肝静脈が肝臓内で枝分かれするのに沿って、S1からS8の8つの区域に分けるもの。

門脈の流れ

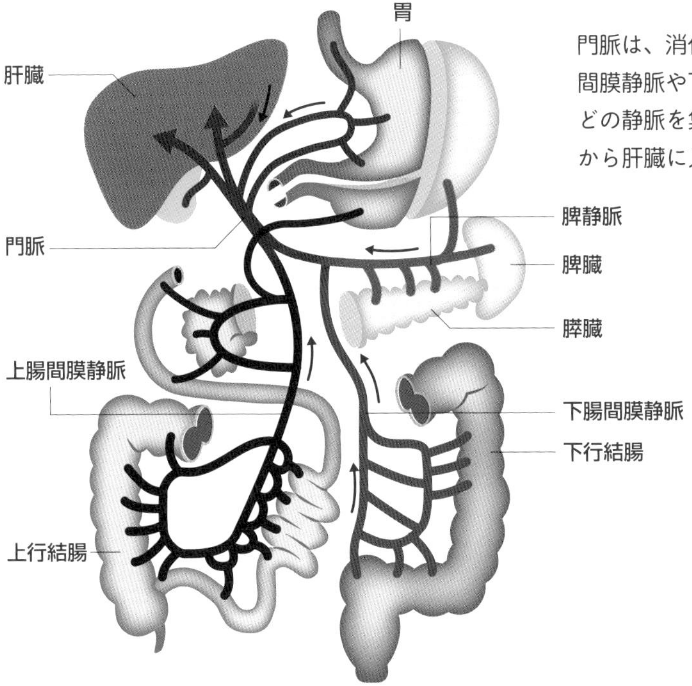

門脈は、消化管からの上腸間膜静脈や下腸間膜静脈などの静脈を集めて、肝門部から肝臓に入る。

機能的葉区分と Couinaud（クイノー）分類

機能的葉区分

肝臓を肝鎌状間膜で左右に分ける解剖学的葉区分に対し、門脈などの流れに沿って左葉と右葉に分けることを機能的葉区分といい、その境界をカントリー線という。

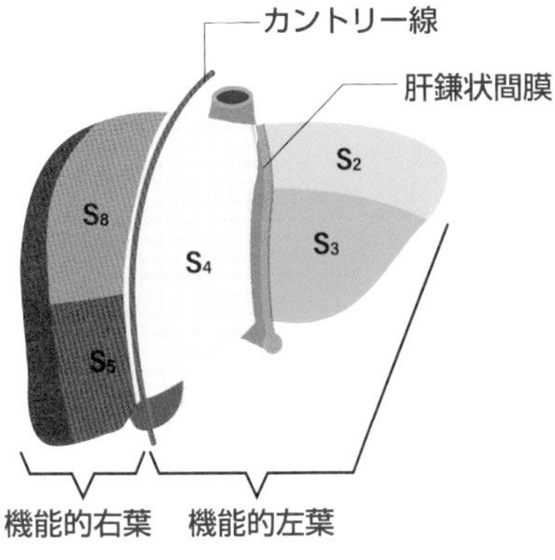

Couinaud（クイノー）分類

門脈などの分かれ方で全体を８つに分ける分類法。

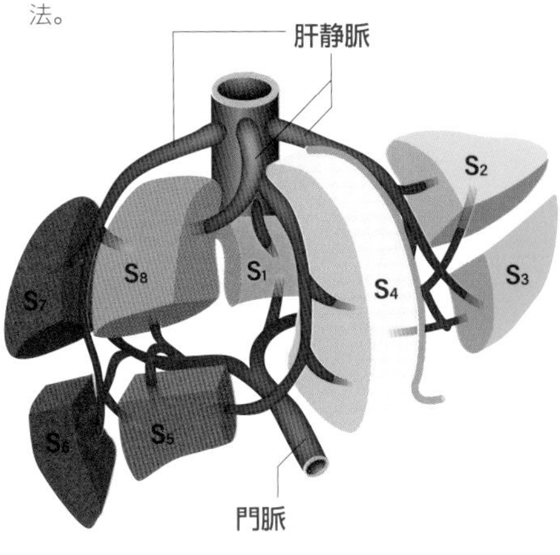

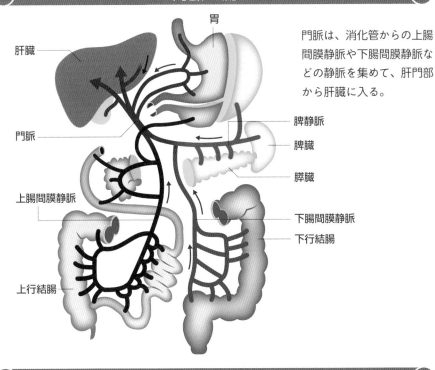

肝小葉の構造と血液等の流れ

ポイント
- 肝臓は1～2mmの肝小葉の集まりである
- 肝小葉の類洞の周囲に肝細胞が放射状に整然と並ぶ
- 肝小葉の中の血液の流れと胆汁の流れは方向が逆である

肝臓の最小単位は1～2mmの肝小葉

肝臓を拡大すると六角形のユニットがぎっしり並んでいるのが見えます。このユニットを肝小葉といいます。直径は1～2mmで、肝臓が行うさまざまな仕事はすべてこのユニットの中で行われます。

肝小葉の六角形の角には、固有肝動脈が分岐した小葉間動脈と、門脈が分岐した小葉間門脈、胆汁が流れる小葉間胆管が走っています。小葉間動脈と小葉間門脈は合流して類洞（キーワード参照）と呼ばれる特殊な毛細血管になり、上下左右に連絡しながら肝小葉の中心に向かって走ります。肝小葉の中心には中心静脈が走っていて、肝小葉の6個の角から入ってくる血液がここに集まります。そして中心静脈は肝小葉を出て徐々に合流し、肝静脈となって肝臓の上後面から出て下大静脈に入ります。

肝小葉の血液や胆汁の流れ

肝小葉には類洞のまわりを取り囲むように肝細胞が放射状に並んでいます。類洞には、小葉間動脈からの酸素が豊富な血液と、小葉間門脈からの栄養素をたくさん含む血液が合流していて、類洞の壁を介して血液と肝細胞との間で酸素や栄養素、代謝産物などの物質がやり取りされています。

肝小葉には、肝細胞でつくられた胆汁が流れる毛細胆管もあります。これは管というより肝細胞どうしのすき間にできた通路です。胆汁は血液の流れとは反対に、肝小葉の中心から6つの角にある小葉間胆管のほうに流れています。

試験に出る語句

肝小葉
肝臓のさまざまな化学反応を行うユニット。直径1～2mmで六角形をしている。中心静脈を中心に放射状に肝細胞が並び、類洞が走る。それぞれの角には小葉間動脈、小葉間門脈、小葉間胆管が走る。

キーワード

類洞
毛細血管の一種で、血管壁は、小さい穴がたくさんあいている有窓性の内皮細胞でできている。毛細血管の外と中で物質のやり取りがしやすいのが特徴。

メモ

類洞にいる免疫細胞
類洞にはクッパー細胞という免疫細胞がいて、流れてくる血液の中にいる外敵を排除する。クッパー細胞はマクロファージという細胞の仲間（P.94参照）。

肝小葉の構造

肝小葉は肝臓を構成する六角形をした直径1～2mmのユニットのこと。肝臓が行う化学反応はすべてこのユニット内で行われる。

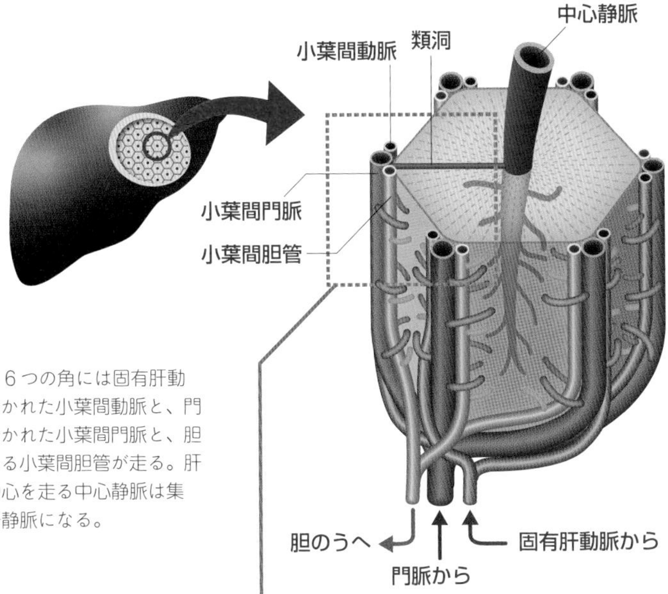

肝小葉の６つの角には固有肝動脈から分かれた小葉間動脈と、門脈から分かれた小葉間門脈と、胆汁が流れる小葉間胆管が走る。肝小葉の中心を走る中心静脈は集まって肝静脈になる。

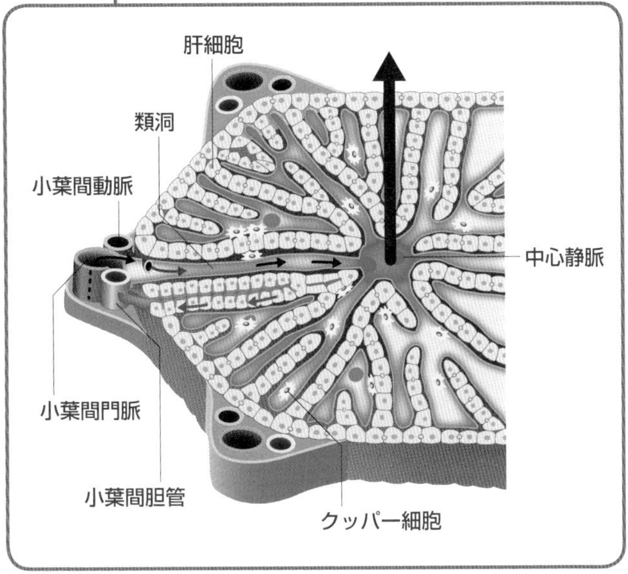

六角形の肝小葉の角を走る小葉間動脈と小葉間門脈は、肝小葉で合流して類洞となる。類洞のまわりには放射状に肝細胞が並ぶ。類洞の血液は中心静脈に集まる。胆汁を流す毛細胆管は肝細胞のすき間にできた通路である。

肝臓の働き① 代謝と貯蔵

ポイント
- 肝臓は化学工場であり、さまざまな代謝を行っている
- 専用の酵素で三大栄養素やアルコールなどを代謝する
- 肝臓はグルコースやビタミン、鉄などの貯蔵庫である

三大栄養素の代謝は肝臓の仕事

肝臓は大規模な化学工場に例えられます。人体に必要な物質を貯蔵し、必要に応じて放出し、体に必要な物質を合成し、有害な物質を分解するなど、実に多種多様な化学反応を一手に引き受けています。

肝臓のもっとも重要な仕事は代謝です。代謝とは、生物が生命を維持するために取り込んだ栄養素を分解して利用したり、たんぱく質や脂質などの物質を合成したりすることです。代謝の化学反応を行うのは酵素です。酵素はそれぞれ特定の化学反応だけを行うので、人体にはたくさんの種類の酵素があります。酵素はたんぱく質でできていて、よく働くには温度や pH などの条件があります。

特に三大栄養素（P.110参照）の代謝は肝臓の主要な仕事です。例えば、糖質代謝ではグリコーゲンを合成し、分解してグルコースを放出します。たんぱく質代謝では血漿たんぱく質の合成やアミノ酸の供給などを、脂質代謝ではコレステロールの合成や分解などを行います。

栄養素の貯蔵庫となる

肝臓は糖やビタミン（A、D、B12）、鉄などの貯蔵庫でもあります。特に人体がもっとも利用しやすいエネルギー源であるグルコースの貯蔵は重要です。血液中のグルコース濃度（血糖値）が極端に下がらないように、肝臓は届いたグルコースをたくさんつなげてグリコーゲンを合成して貯蔵しておき、血糖値が下がったときにグリコーゲンを分解し、グルコースを放出するのです。

試験に出る語句

代謝
生物が生きるために取り込んだ物質を分解、合成すること。新陳代謝。そのための化学反応は酵素が行う。

酵素
生体内の化学反応を行う。1つの酵素は基本的に1つの化学反応だけを行う。たんぱく質でできている。

グルコース
単糖類。人体ではもっとも利用しやすいエネルギー源。例えば、脳はグルコースしか利用できない。ブドウ糖ともいう。

グリコーゲン
グルコースがたくさんつながったもの。肝臓や筋肉などに貯蔵されている。

肝臓による三大栄養素の代謝

小腸で吸収された栄養素は、肝臓で代謝され、必要な臓器に届けられたり、排泄されたりする。下図に示した以外にも肝臓は多種多様な代謝を行っている。

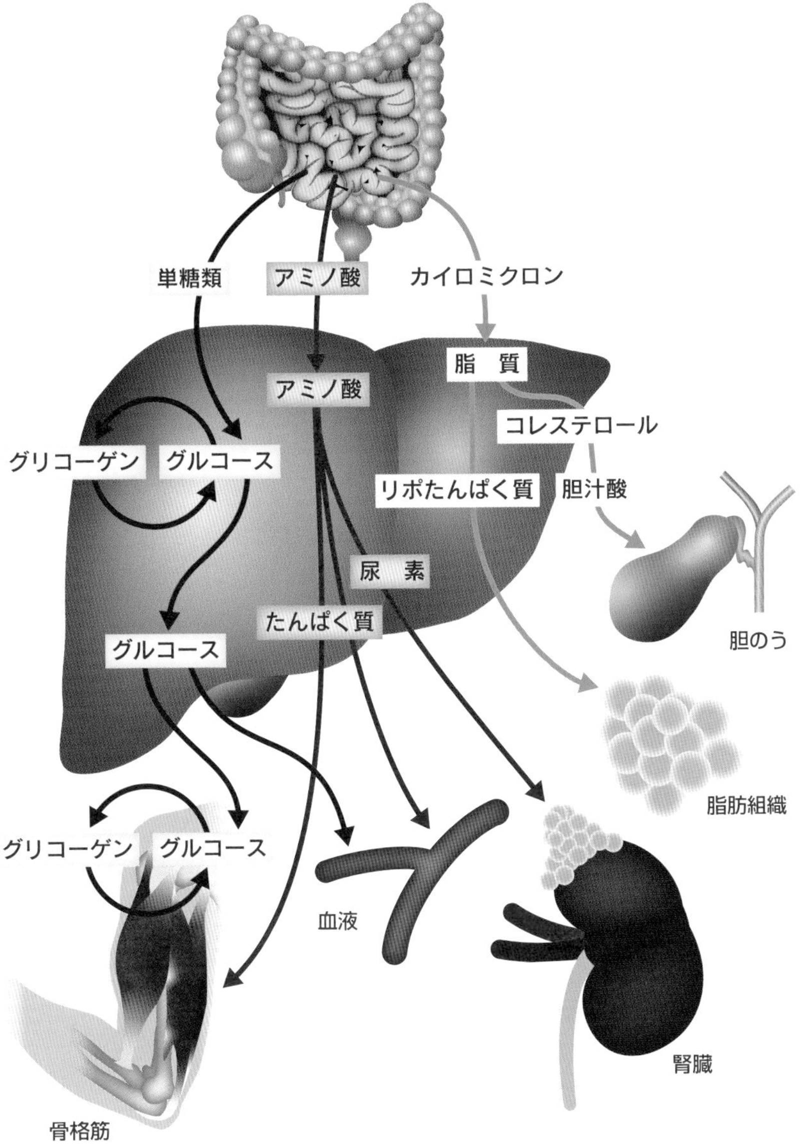

肝臓の働き② 解毒

ポイント
- 肝臓は酵素でアルコールや薬物を解毒する
- アルコールなどのとりすぎは肝臓のほかの仕事を妨げる
- アルコールの解毒には2段階の酵素が働く

アルコールや薬物を解毒する

肝臓は体に害をなすような物質を代謝し解毒します。代表的なものはアルコールや薬物です。どちらも適量であれば人体に有益ですが、量が過剰になったり、長時間作用し続けたりして、体内に蓄積すると害になります。そこで胃腸で吸収されたアルコールや飲み薬の成分、血管に投与された薬物などは、血流に乗って肝臓に到達すると肝細胞がもつ酵素によって処理されます。酵素は物質の化学的な構造や性質を変え、無害化するか、水に溶ける物質に変換し、尿や胆汁などに排泄できるようにします。

したがって、アルコールや薬物のとりすぎは肝臓に負担をかけ、肝臓がするべきほかの仕事を妨げ、肝臓を弱らせます。また肝臓が弱っていると解毒ができず、化学物質によって体がダメージを受けることになります。

日本人はアルコールの解毒が苦手

アルコールは、まずアルコール脱水素酵素（ADH）などによってアセトアルデヒドという物質に変換されます。しかし、アセトアルデヒドも有害で、いわゆる悪酔いや二日酔いを起こすほか、発がん物質でもあります。そこでアセトアルデヒドはアルデヒド脱水素酵素（ALDH）によって無害な酢酸に変換され、最後はクエン酸回路で分解されるか、脂肪酸の合成に利用されます。

アルデヒド脱水素酵素（ALDH）にはいくつかのタイプがありますが、日本人の半分は重要なタイプの酵素をもっていないため、お酒に弱いといわれています。

試験に出る語句

アルコール脱水素酵素（ADH）
アルコールデヒドロゲナーゼともいう。アルコール（エタノール）を酸化させ、アセトアルデヒドにする。

アルデヒド脱水素酵素（ALDH）
アルデヒドデヒドロゲナーゼともいう。アセトアルデヒドを酸化させ、酢酸にする。

キーワード

クエン酸回路
TCA回路ともいう。酸素を使い、いくつもの酵素によって糖を次々にほかの物質に変換しながらエネルギーを取り出す回路。クエン酸が起点になるためこの名前がある。

メモ

お酒に強いほうが肝臓は危ない
酵素が足りなくてお酒に弱い人は、飲みすぎないので結果的に肝臓への負担が少ない。酵素があって悪酔いしない人ほど飲みすぎる傾向があり、肝臓に負担をかけてしまう。

薬物を解毒できないと危険

肝臓は薬物などの化学物質を代謝、解毒する。正常に代謝できないと血中濃度が高くなりすぎて危険である。

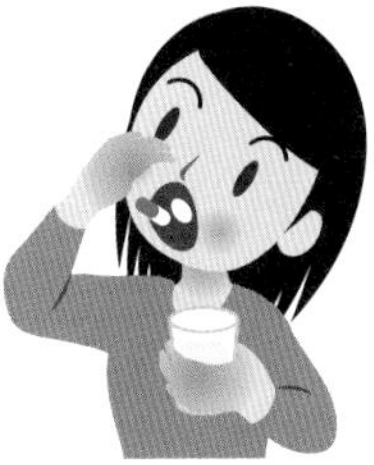

薬物の血中濃度

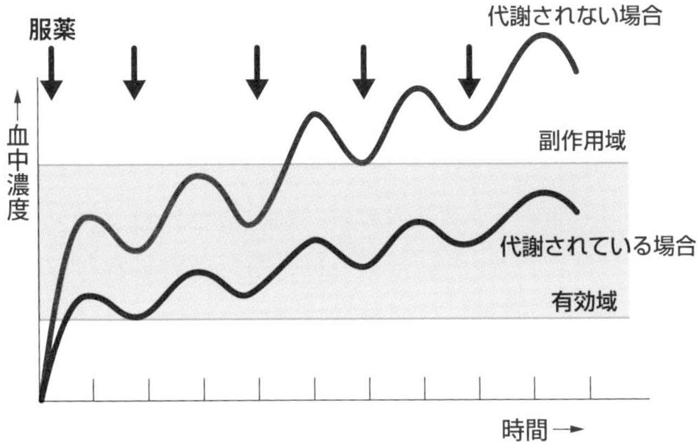

アルコールの代謝は2段階

アルコールは肝臓のアルコール脱水素酵素（ADH）でアセトアルデヒドに、さらにアルデヒド脱水素酵素（ALDH）で酢酸に代謝される。日本人の半分は主要なアルデヒド脱水素酵素が欠けていて、お酒に弱い。悪酔いや二日酔いは毒性のあるアセトアルデヒドによる作用。

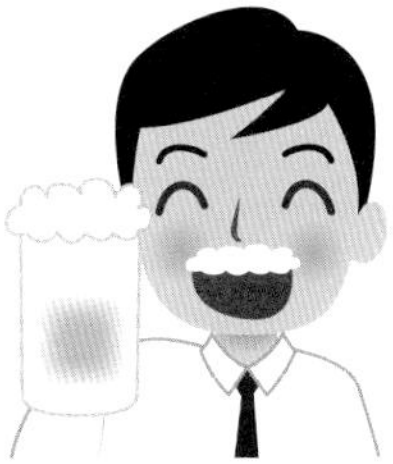

お酒に強い
酵素をもっている

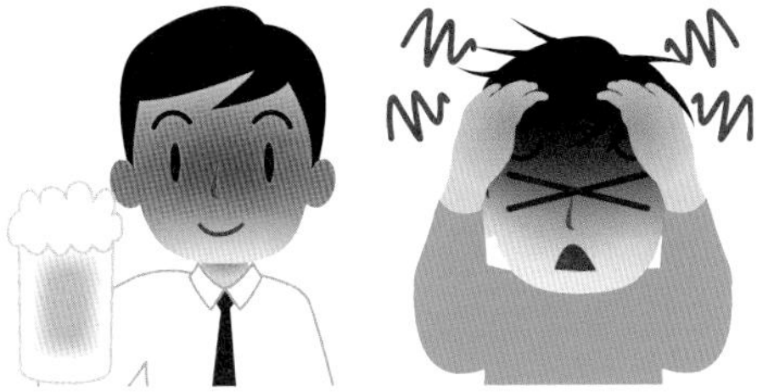

赤くなる・二日酔いする
酵素が欠けている

肝臓の働き③ 胆汁をつくる

ポイント
- 胆汁は肝細胞でつくられ、小葉間胆管から肝管へと流れる
- 胆汁の成分の胆汁酸は界面活性剤である
- 胆汁の成分のビリルビンはヘモグロビンのリサイクル品

胆汁は苦くて黄色い液

ひどい嘔吐で苦くて黄色い液が出てきたという経験はないでしょうか。その苦いのが胆汁です。胆汁は胆のうから十二指腸に注がれる液体で、脂質の消化を助ける働きがあります。消化液とされることもありますが、消化酵素は入っていません。胆汁の作用はP.122で解説しています。

胆汁は肝臓の肝小葉（P.86参照）に並ぶ肝細胞でつくられ、肝細胞どうしのすき間にできた毛細胆管を通り、短いヘリング管を経て肝小葉の角を走る小葉間胆管に入ります。そして徐々に合流して左右の肝管によって肝臓を出て、総肝管から胆のうへと入ります（P.96参照）。

胆汁の成分はとことんリユース、リサイクル

胆汁の主な成分は胆汁酸と胆汁色素です。

胆汁酸はコレステロールからつくられる物質で、アミノ酸などと結合した胆汁酸塩の形で存在しています。胆汁酸塩は界面活性剤で、脂質を乳化させる働きがあります。十二指腸で消化管に出たあとその多くが回収され、再び胆汁の成分として利用されます（P.98参照）。

胆汁色素の主成分はビリルビンで、これは赤血球のリサイクル品です。古くなった赤血球は脾臓などで壊され、中のヘモグロビンが分解されてビリルビンとなり、肝臓で最終処理を受けて胆汁になります。十二指腸に出たあと、腸内細菌によってウロビリノーゲンという物質に変えられ、大半は便に混ざって捨てられますが、一部が回収され、再び胆汁になったり尿として捨てられたりします。

試験に出る語句

胆汁
脂質の消化を助ける。胆汁酸と胆汁色素が主成分。肝臓でつくられ、胆のうで濃縮されて十二指腸に注ぐ。

胆汁酸
コレステロールからつくられ、アミノ酸やアミノ酸からつくられる物質と結合して胆汁酸塩の形で存在する。界面活性剤として作用する。

ビリルビン
赤血球のヘモグロビンのリサイクル品。脾臓などで間接ビリルビンになり、肝臓で直接ビリルビンになって胆汁になる。腸内で分解されてウロビリノーゲンとなり、大半は便に混ざる。一部は回収され、その一部は胆汁に、一部が尿として捨てられる。

キーワード

ウロビリノーゲン
ビリルビンが腸内細菌によって分解されたもの。便の色の元。

メモ

ビリルビンと黄疸
ビリルビンは黄色い。胆汁が十二指腸に流れていかないと、ビリルビンが血中に逆流して全身の皮膚や白目が黄色になる。これが黄疸である（P.148参照）。

胆汁は肝小葉でつくられる

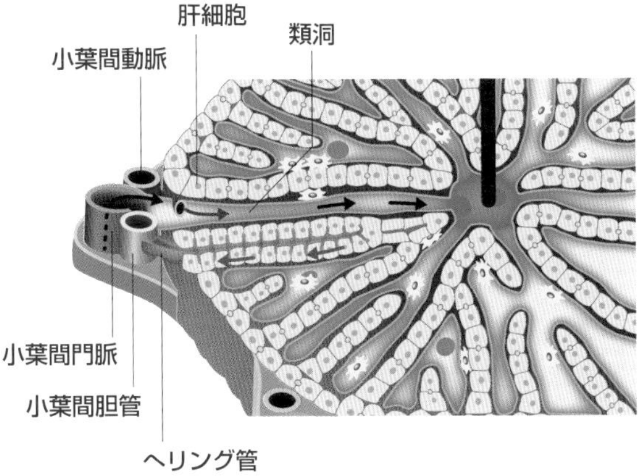

肝小葉にある肝細胞でつくられた胆汁は、細胞どうしのすき間にできた毛細胆管を肝小葉の外に向かって流れ、肝小葉の角のヘリング管を経て小葉間胆管に入る。小葉間胆管は徐々に合流し、左肝管と右肝管となり、合流して総肝管となって胆のうにつながる。

胆汁の成分の流れ

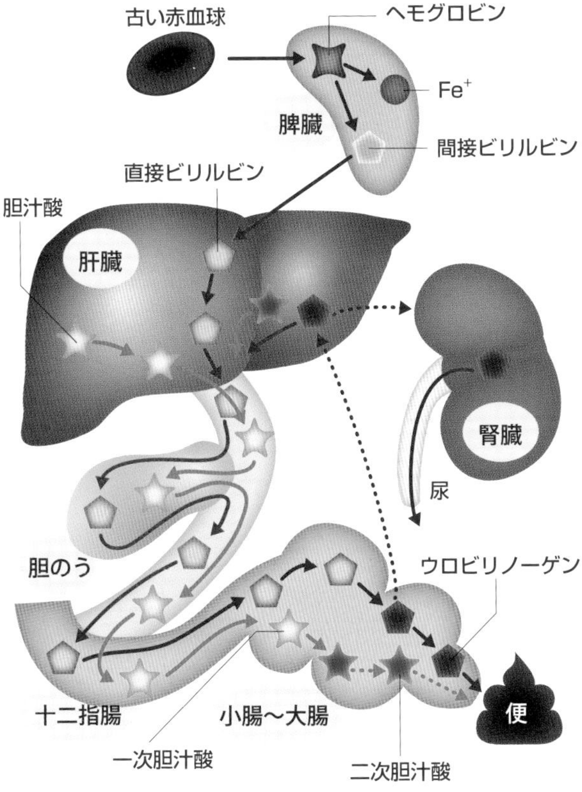

胆汁酸は肝臓でつくられて胆汁になり、小腸に出たあとそのまま（一次胆汁酸）、または腸内細菌の働きで二次胆汁酸となったものが回収されて再び胆汁になる。便として出て行くのは少量。ビリルビンは古くなった赤血球を壊して取り出したヘモグロビンが原料で、肝臓で間接ビリルビンが直接ビリルビンになり胆汁になる。腸内細菌の働きでウロビリノーゲンになり、一部が便に、一部が回収されて胆汁になったり尿として捨てられたりする。

肝臓の働き④ 免疫

ポイント
- 血管の集まりである肝臓は血液の監視に適した臓器である
- クッパー細胞というマクロファージの仲間が類洞にいる
- 細菌などの外敵を見つけたらとにかく取り込んで殺す

敵を見つけたらとにかく食べる

肝臓には消化管からの血液が集まるため、血液に外敵が侵入していないかを見張るのに適しています。それに外敵に汚染された血液が肝臓を素通りして心臓に戻ったら、外敵が全身を巡ってしまいます。だから肝臓には血液中の外敵を排除する**免疫機能**が備わっているのです。

肝臓の免疫機能は、外敵を見つけたらとにかく食べて殺すという原始的なものです。このようなしくみは人が生まれつきもっているもので**自然免疫**といいます。

クッパー細胞がパトロールしている

肝臓の免疫機能の中心を担うのは**クッパー細胞**です。クッパー細胞は肝小葉の類洞をパトロールし、流れてくる血液を見張っています。クッパー細胞は**マクロファージ**と呼ばれる免疫細胞の仲間です。マクロファージは、血管の中にいるときは丸い形をしていて単球と呼ばれますが、組織に出てくるとアメーバのように動くマクロファージに変身し、外敵を見つけると腕のような突起を伸ばして取り込んで殺します。このように外敵を選り好みせずに取り込むことを**貪食**（とんしょく）といいます。またクッパー細胞は古くなった赤血球も処理します。

類洞には**ピット細胞**と呼ばれる**ナチュラルキラー細胞（NK細胞）**の仲間もいます。ピット細胞の戦略はクッパー細胞とは違います。ピット細胞のターゲットは外敵に侵された細胞やがん細胞などおかしくなった自分自身の細胞で、それらを見つけると特別な物質を出して破壊します。

試験に出る語句

クッパー細胞
肝小葉の類洞にいる。マクロファージの仲間で、外敵を見つけると貪食する。

ピット細胞
肝小葉の類洞にいる。ナチュラルキラー細胞の仲間で、感染した細胞やがん細胞などを破壊する。

キーワード

貪食
免疫細胞が、細菌やウイルスなどの外敵を何であるかに関わらず食べて殺すこと。マクロファージや好中球がこの機能をもつ。

ナチュラルキラー細胞
NK細胞と表記する。免疫の司令塔からの指示を待つことなく、自分の判断で敵を殺す。標的はウイルスに感染した細胞やがん細胞など自分自身で、これを発見すると特別な物質を出して破壊する。

クッパー細胞の働き

肝小葉の類洞にはクッパー細胞がいて外敵の侵入を見張っている。クッパー細胞はマクロファージの仲間で、外敵を見つけると腕を伸ばして外敵をとらえて取り込み、殺す。この働きを貪食という。

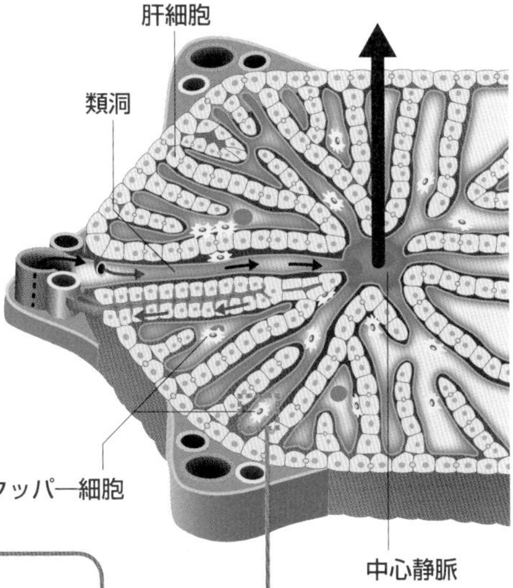

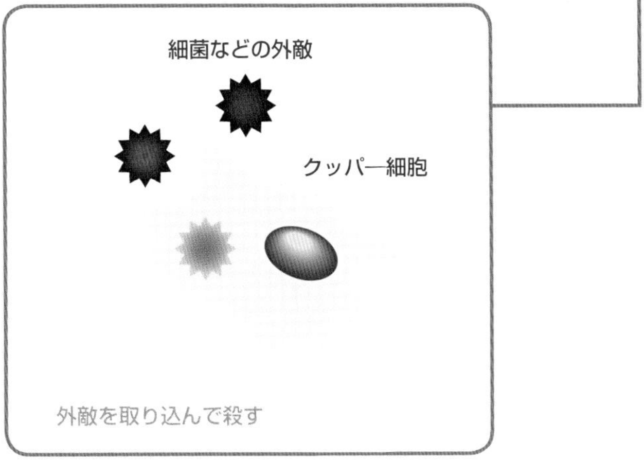

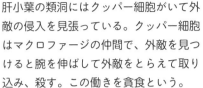

Athletics Column

鍛えているアスリートは免疫も強いのか

適度な運動習慣は免疫機能を維持し、高めますが、一方で激しい運動をすると免疫機能が一時的に低下することがわかっています。屈強なアスリートは風邪もひかないというイメージがあるかもしれませんが、合宿などできついトレーニングをしたあとでひどい風邪をひいて体調を崩すことも珍しくありません。激しいトレーニングのあとは無茶をせず、感染予防を心がけましょう。

胆のう・胆道の構造

ポイント

- 胆のうは肝臓の下面につく10cmほどの袋状の臓器
- 肝臓から出る総肝管と胆のう管が合流して総胆管になる
- 胆のうの役割は胆汁を濃縮すること

肝臓の下面にくっついている袋状の臓器

胆のうはしぼんだ風船のような形の袋状の臓器で、肝臓の下にくっついています。長さ約10cm、幅3～4cmで、30～50mℓくらい入ります。袋の先端の底部、真ん中の部分の体部、急にすぼまる漏斗部、その先の管につながる頸部の各部分に分けられます。

頸部の先で急にカーブし、蛇行して伸びる管が**胆のう管**です。中の粘膜にはらせんヒダがついていて、細長い巻貝のような形になっています。胆のう管は、肝臓から出る左と右の**肝管**が合流した**総肝管**と合流します。

胆のう管と総肝管が合流したところから**総胆管**という名前に変わります。総胆管は膵臓に入り、膵臓の主膵管と合流して（P.100参照）、**ファーター乳頭（大十二指腸乳頭）**に口を開きます。ここにはオッディ括約筋がついていて、胆汁と膵液が十二指腸に注ぐのを調節しています。

胆汁をためておき濃縮する

胆のうの仕事は、胆汁（P.92参照）を**濃縮**することです。胆汁は肝臓の肝小葉で絶えずつくられていて、毛細胆管、ヘリング管、小葉間胆管を経て左肝管と右肝管に集まり、総肝管に流れてきます。しかし胆汁は十二指腸に糜粥が流れてきたときだけ必要なので、そのときまで胆のうで待機させ、その間に濃縮しておくのです。

肝臓から出てきたばかりの胆汁はpH8くらいの弱アルカリ性ですが、胆のうで水と電解質が吸収され5～10倍に濃縮されるとpH6.5くらいの弱酸性になります。

試験に出る語句

胆のう
肝臓の下にくっついている長さ10cmほどの袋状の臓器。胆汁を濃縮する。

総胆管
肝臓を出た総肝管と胆のう管の合流点から十二指腸までの管を総胆管という。また、毛細胆管、小葉間胆管など、胆汁を集めて肝臓の中を走る管を肝内胆管という。

肝管
肝臓でできた胆汁を集めて肝臓から出るのが左肝管と右肝管、その2本が合流して総肝管となる。これらの部分は胆管ではなく肝管という名称がつく。

胆のうの位置

胆のうは肝臓の下面についている。胆のうからつながる総胆管は膵臓からの主膵管と合流して十二指腸に口を開く。

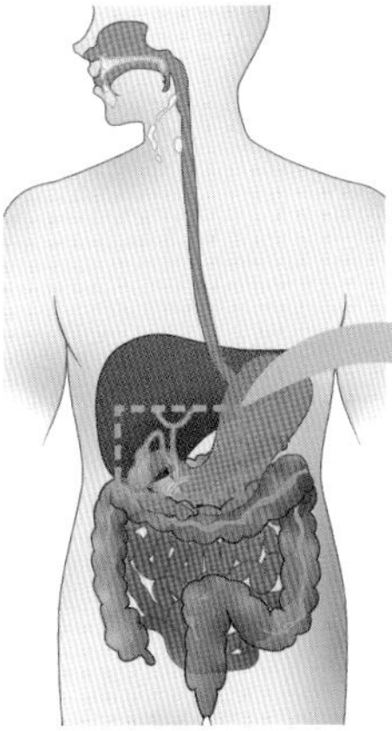

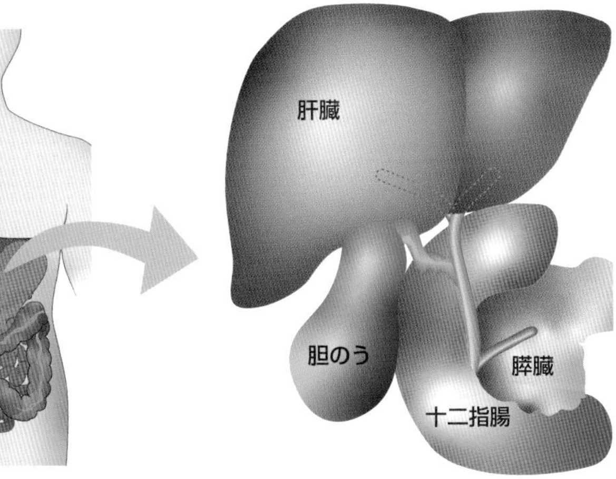

胆のうと胆道の構造

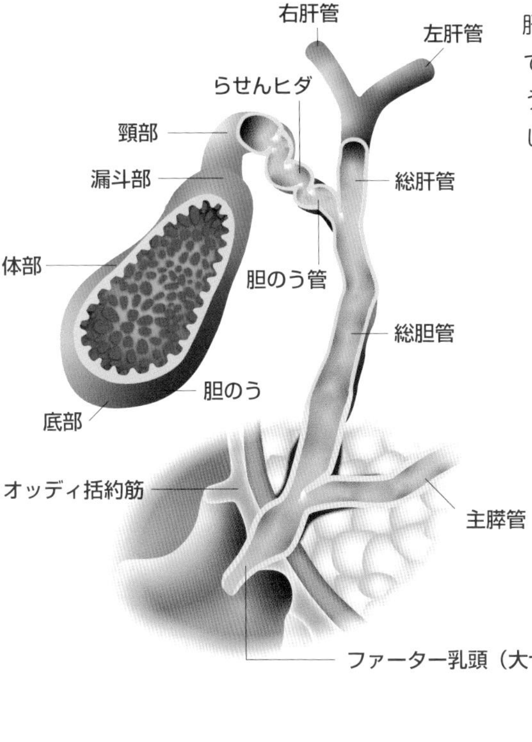

肝臓からは、左肝管と右肝管が出て、合流して総肝管となる。胆のうからの胆のう管は総肝管と合流して総胆管となる。

胆汁の働きと成分の循環

ポイント
- 胆汁は脂質の消化・吸収を助ける
- 脂質が腸に入るとそこに胆汁が注がれる
- 主成分の胆汁酸は脂質を乳化、ミセル化する

脂質の消化を助け、そのあと回収される

脂質の消化を助ける胆汁は、脂質を食べたときに注がれるようになっています。糜粥に含まれる脂質が十二指腸の粘膜につくと、粘膜にある特別な細胞から消化管ホルモンのコレシストキニン（P.48・58参照）が分泌されます。そしてコレシストキニンは胆のうを収縮させ、オッディ括約筋をゆるめて胆汁を十二指腸に注ぎ込みます。

胆汁の主成分である胆汁酸は、小腸で仕事をしたあとその多くが回腸の末端で、一部は大腸で腸内細菌によって分解されたのち大腸で回収されます。そして門脈（P.14・60参照）を通って肝臓に戻り、胆汁の成分として再利用されます。ごく一部が便に混ざって捨てられるので、肝臓は捨てた分だけつくって補充します。このように胆汁酸が分泌と回収を繰り返すことを腸肝循環（ちょうかんじゅんかん）といいます。

胆汁は食べ物の脂質を乳化する

脂質の消化酵素のリパーゼ（舌、胃、膵リパーゼ、P.57参照）は、脂質と水の境界線のところで作用します。そこで胆汁は、脂質をラーメンに浮かぶ油滴のような状態から小さいつぶつぶにします。胆汁に含まれる胆汁酸やリン脂質は、界面活性剤の働きで脂質を乳化して、小さいつぶにします。また分子の水になじむ部分を外に、油になじむ部分を中に向けて入れ物をつくり、中に脂質を入れたミセル（分子の集合体）を形成します。ミセルは小腸の吸収上皮細胞の表面に運ばれ、そこでほぐれて中の脂質が消化・吸収されます。

試験に出る語句

胆汁酸
胆汁の主成分で、コレステロールからつくられる。胆汁中ではグリシンなどの物質と結合して胆汁酸塩の形で存在する。分子に水になじむ部分と油になじむ部分をもつ。界面活性剤の働きがある。

腸肝循環
胆汁酸が十二指腸に出たあと、回腸末端や結腸で回収され、肝臓に戻って再び胆汁の成分として利用されること。ある種の薬物にもこのような現象がみられる。

キーワード

リン脂質
胆汁に含まれる。細胞膜を構成する成分でもある。分子に水になじむ部分と油になじむ部分をもつ。

界面活性剤
分子に水になじむ部分と油になじむ部分をもつものの総称。油と水をなじませる働きがある。石けんも界面活性剤である。

腸肝循環

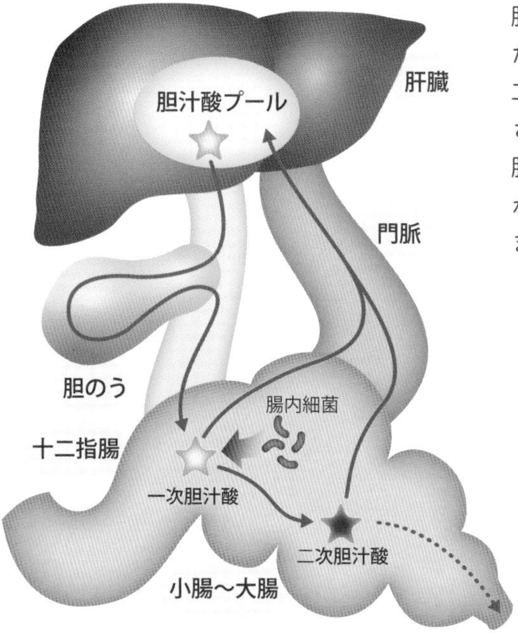

胆汁酸は、胆汁になって十二指腸に出たあと、腸内細菌によって分解されて二次胆汁酸となり、多くが大腸で回収されて門脈を通って肝臓に戻り、再び胆汁に利用される。ほかに一部の薬物が腸肝循環を起こし、徐々に濃度が高まってしまうことがある。

ミセル形成のメカニズム

胆汁酸とリン脂質は、水になじむ部分（親水性）を外に、油になじむ部分（疎水性）を内側にして脂質を取り囲み、小さいつぶのミセルをつくる。

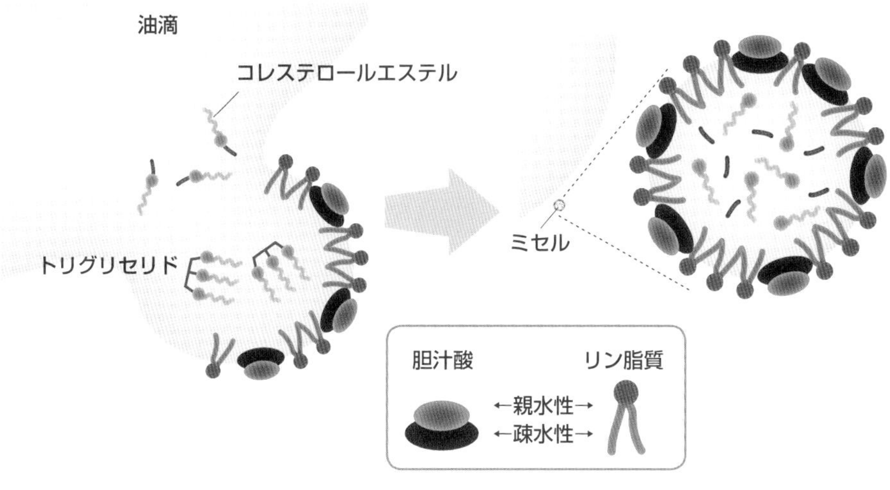

膵臓の構造

ポイント
- 膵臓は胃の下後方にあり十二指腸のカーブにはまっている
- 膵頭部、膵体部、膵尾部に分けられる
- 膵液を流す主膵管は総胆管と合流する

細長い臓器で腹膜の後ろにある

膵臓は胃の下の後ろ側にあり、十二指腸のカーブにはまるように位置しています。長さ約15cm、幅3～5cm、厚さ約2cmの細長い臓器で、十二指腸に接しているところを**膵頭部**、真ん中の部分を**膵体部**、体の左側に尖った部分を**膵尾部**といいます。膵臓は腹膜の後ろにある腹膜後器官（P.20参照）で、その位置はほとんど動きません。

膵頭部には**鈎状突起**というでっぱりがあり、その根元部分のくびれを**膵切痕**といいます。ここには小腸などに血液を送る上腸間膜動脈と小腸などからの血液を集めて門脈に向かう上腸間膜静脈が通っていて、まるで鈎状突起がこれらをがっちりと抱え込んでいるように見えます。また肝臓からの総胆管も膵頭部に入っています。

主膵管と副膵管が膵液を十二指腸に流す

膵臓の中心には膵尾部から膵頭部に向かって**主膵管**が通っていて、その上下に膵液を流す木の枝のような導管が交互につながっています。主膵管はファーター乳頭（大十二指腸乳頭）に、また主膵管から分かれた**副膵管**が副乳頭（小十二指腸乳頭）に口を開いています。

多くの場合、主膵管は総胆管と合流して1本の短い管になってから十二指腸につながります。この短い管は少し太くなっていることから**胆膵管膨大部**と呼ばれ、胆汁と膵液の流出を調節するオッディ括約筋はここについています。ただし主膵管と総胆管の合流のしかたには個人差があり、2本が別々に十二指腸に口を開いている人もいます。

試験に出る語句

膵頭部、膵体部、膵尾部
膵臓の、十二指腸につく部分を膵頭部、中央部分を膵体部、左の尖った部分を膵尾部という。

主膵管、副膵管
膵臓の中心を走る膵液を流す管。膵体部で副膵管が分岐し、やや急に下方向に走り大十二指腸乳頭に開く。多くは総胆管と合流する。

キーワード

鈎状突起、膵切痕
鈎状突起は膵体部の下部にあるでっぱり。これによってできるくびれが膵切痕である。

膵臓とその周辺の臓器

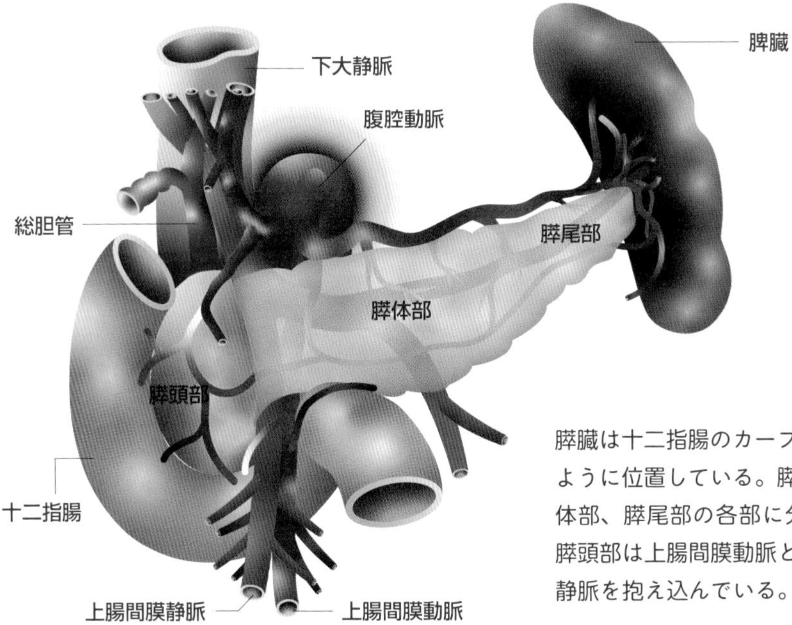

膵臓は十二指腸のカーブにはまるように位置している。膵頭部、膵体部、膵尾部の各部に分けられ、膵頭部は上腸間膜動脈と上腸間膜静脈を抱え込んでいる。

膵臓の内部構造

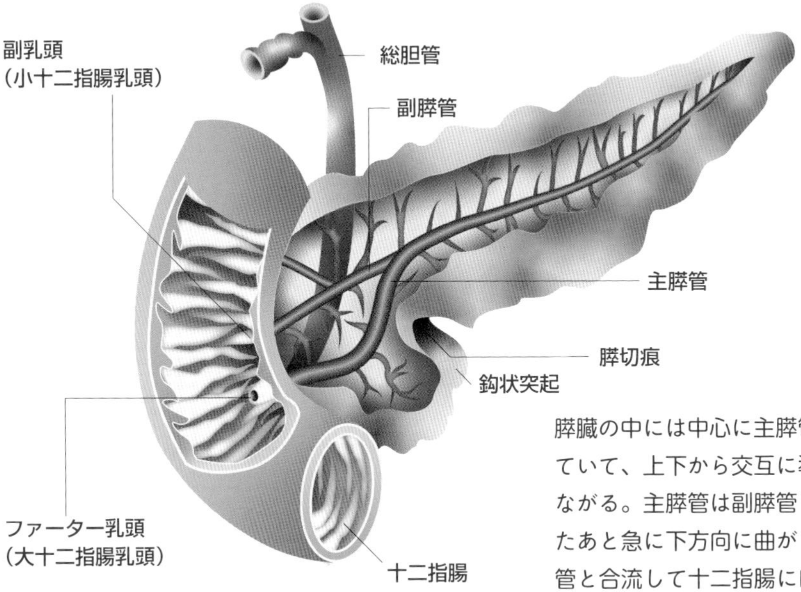

膵臓の中には中心に主膵管が走っていて、上下から交互に導管がつながる。主膵管は副膵管と分かれたあと急に下方向に曲がり、総胆管と合流して十二指腸に口を開く。

膵臓の組織と細胞

ポイント
- 膵臓の大半は腺房で、ランゲルハンス島が点在する
- 腺房細胞が並ぶ腺房は膵液を出す外分泌器官
- ランゲルハンス島はホルモンを分泌する内分泌器官

膵臓の85%を占める腺房細胞

膵臓は、1～10mmくらいの小葉が集まったものです。1つの小葉には、たくさんの腺房（せんぼう）とその中に島のように浮かぶランゲルハンス島があります。

腺房は膵液を分泌する組織で、膵臓全体の85%を占めます。腺房は消化酵素をつくる腺房細胞が丸く並んだ組織で、その中心にできた空間は隣の腺房の空間と細い管でつながっています。この管を小葉内導管といいます。さらに小葉どうしも小葉間導管でつながっていて、小葉間導管は合流しながら太くなり、最終的には主膵管（P.100参照）に入ります。膵液（P.104参照）は、腺房細胞が分泌する消化酵素と、導管の壁に並ぶ導管細胞が分泌するムチンと重炭酸イオン（HCO_3^-）が混ざったものです。

このように分泌されたものが管によって特定の場所に流し込まれるしくみを外分泌といいます。

ランゲルハンス島は内分泌器官

ランゲルハンス島はホルモン（P.106参照）を分泌する組織で膵島とも呼ばれます。容積は膵臓全体の1～2%、数は20万～200万個で、膵体部から膵尾部にやや多く配置されています。ランゲルハンス島はα細胞、β細胞、δ細胞といった細胞のあつまりで、そのまわりを毛細血管が取り囲んでいます。腺房のような導管はなく、細胞が分泌するホルモンは直接血管に入ります。

このように細胞が分泌したものが血液によって運ばれるしくみを内分泌といいます。

試験に出る語句

腺房
膵液の消化酵素を分泌する腺房細胞が丸く並び、中心に空間ができた構造。隣の腺房とは導管でつながっている。

小葉内導管、小葉間導管
膵臓の小葉の中で腺房どうしをつなぐのが小葉内導管。小葉と小葉をつなぐ管が小葉間導管。小葉間導管は集まって最終的には主膵管に入る。

キーワード

外分泌
消化液や涙など、細胞が分泌したものが導管によって特定の場所に注ぎ込まれるしくみ。膵臓の腺房は外分泌器官である。

内分泌
特殊な細胞が分泌するホルモンが直接血液に入り、標的となる細胞や組織に送り届けられるしくみ。導管はもたない。膵臓のランゲルハンス島は内分泌器官。

小葉の構造

膵臓には1～10mmくらいの小葉がぎっしりつまっている。小葉には腺房とランゲルハンス島がある。 腺房は腺房細胞と導管で構成され、膵液を分泌する。ランゲルハンス島はホルモンを分泌する細胞 のあつまりでまわりを毛細血管が囲む。

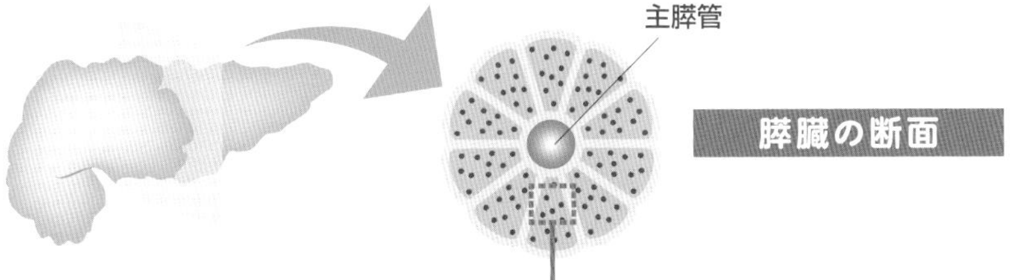

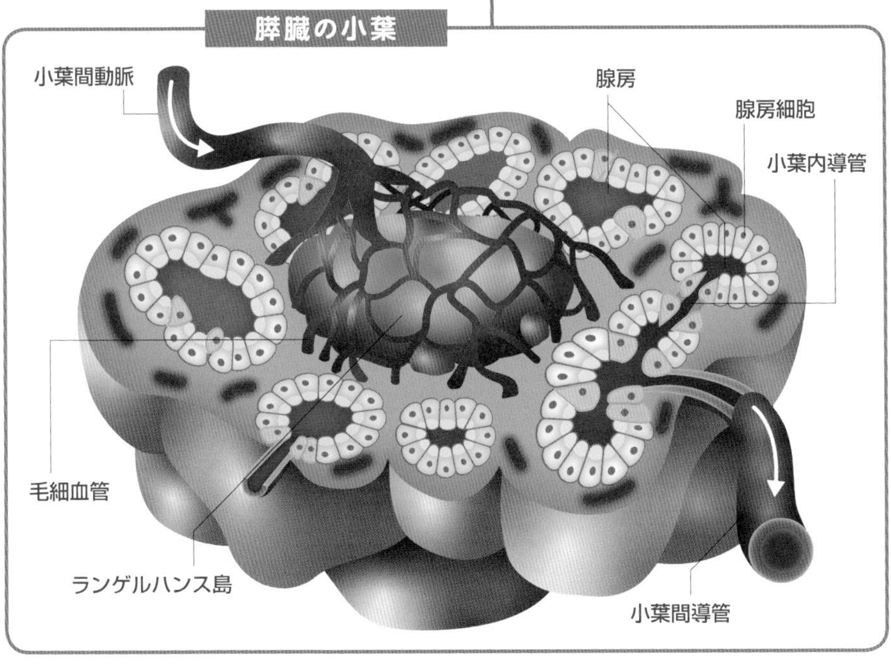

COLUMN 「ランゲルハンス」は皮膚にもある

　ランゲルハンス島という名前は発見者のドイツ人医師ランゲルハンス氏にちなんでいます。氏は皮膚の中にある特殊な細胞も発見しており、これにもランゲルハンス細胞という名前がついています。この皮膚にあるランゲルハンス細胞は免疫の働きを担う細胞で、膵臓のランゲルハンス島の細胞とはまったくの別物です。

膵臓がつくる消化液

ポイント
- 膵液の成分は腺房の消化酵素と導管細胞のムチンなど
- 三大栄養素の消化酵素をすべて含む
- たんぱく質消化酵素は十二指腸に出てから活性化する

腺房でつくられ十二指腸に注がれる

膵臓は消化液の膵液をつくって十二指腸に注ぐ外分泌器官です。膵液は腺房（P.102参照）でつくられ、導管によって集められて主膵管と副膵管によって十二指腸に注ぎ込まれます。膵液は、腺房細胞が分泌する消化酵素と、導管細胞が出すネバネバのムチンと重炭酸イオン（HCO_3^-）で構成され、1日に1.5ℓほど分泌されています。重炭酸イオンをたくさん含むためpHは7.5～8程度のアルカリ性で、胃から流れてくる酸性の糜粥を中和します。

膵液の分泌は、消化管ホルモンのセクレチンやコレシストキニン（P.48参照）によって促進されます。

三大栄養素の消化酵素を全部含む

膵液は、三大栄養素の糖質、たんぱく質、脂質の消化酵素のすべてが含まれる強力な消化液で、消化・吸収の働きの中心的役割を果たしています。

糖質の消化酵素としてはアミラーゼを含みます。アミラーゼは、でんぷんなどの多糖類を二糖類または少糖類まで分解します（P.114参照）。

たんぱく質の消化酵素は、トリプシン、キモトリプシン、エラスターゼ、カルボキシペプチダーゼＡ・Ｂの5種類を含みます（P.118参照）。すべて活性化する前の状態で分泌され、十二指腸に出てから活性化します。

脂質の消化酵素は、膵リパーゼが重要です。リパーゼはトリグリセリド（中性脂肪）をモノグリセリドと脂肪酸などに分解します（P.122参照）。

試験に出る語句

膵液
膵臓の腺房でつくられ、主膵管・副膵管によって十二指腸に注がれる消化液。三大栄養素の消化酵素をすべて含む。

キーワード

重炭酸イオン
HCO_3^-。水に二酸化炭素が溶けると水素イオン（H^+）と重炭酸イオンができる。重炭酸イオンは体のpHをアルカリ性に傾ける。

少糖類
グルコースなどの単糖類が2～10個程度結合したもののこと。さまざまな種類がある。

膵液分泌のしくみ

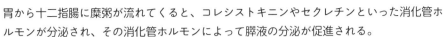

胃から十二指腸に糜粥が流れてくると、コレシストキニンやセクレチンといった消化管ホルモンが分泌され、その消化管ホルモンによって膵液の分泌が促進される。

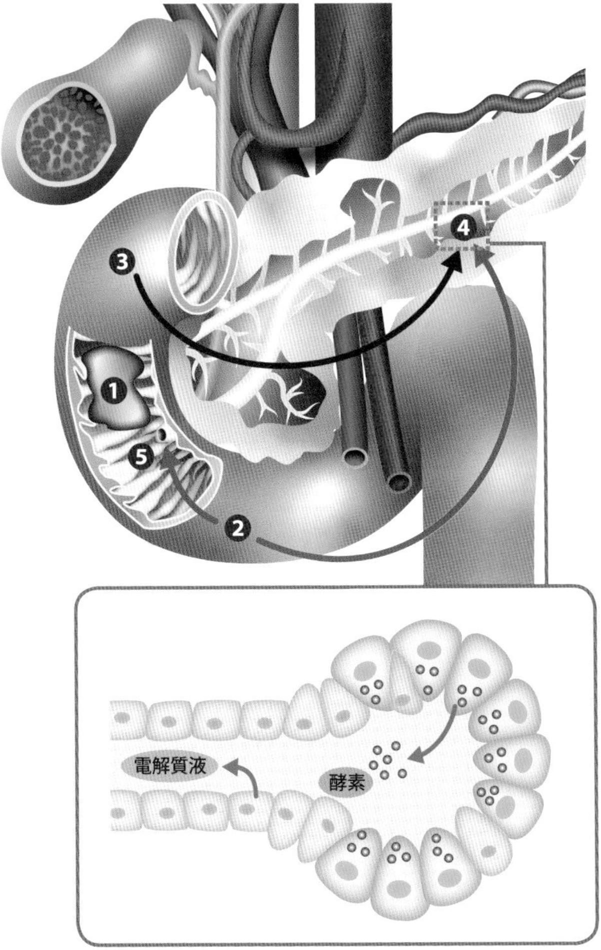

❶糜粥が十二指腸に触れる。
❷I細胞からコレシストキニンが分泌される。
❸S細胞からセクレチンが分泌される。
❹コレシストキニンが腺房細胞を刺激して消化酵素の分泌を、セクレチンが導管細胞を刺激して電解質と水の分泌を促す。
❺コレシストキニンがオッディ括約筋をゆるめる。

COLUMN

三大栄養素をすべて消化できる消化酵素はない

膵液が最強の消化液と呼ばれるのは、三大栄養素のすべてを消化できるからです。ただし誤解してはいけないのは、三大栄養素のすべてを消化できる万能の酵素があるわけではないということ。1つの消化酵素は1つの化学反応しか起こせません。膵液には、糖質の消化酵素、たんぱく質の消化酵素、脂質の消化酵素がそれぞれ含まれているのです。

膵臓がつくるホルモン

ポイント
- 膵臓のランゲルハンス島は内分泌器官で消化器ではない
- α細胞からは血糖値を上げるグルカゴンが分泌される
- β細胞からは血糖値を下げるインスリンが分泌される

ランゲルハンス島も消化機能と無関係ではない

膵臓の組織の中に点在するランゲルハンス島は、ホルモンを分泌する内分泌器官です。ここから分泌される主なホルモンは血糖値（血液中のグルコース濃度）を調整するもので、消化や吸収の働きに直接作用するものではありません。そのため、膵臓のランゲルハンス島の機能は、消化器ではなく内分泌器官として扱われます。とはいえ、血糖値は食べ物が消化・吸収されると上昇し、食欲とも関係があるほか、ランゲルハンス島は消化管の運動と消化液の分泌を調整するホルモンも分泌するので、ランゲルハンス島も消化器の機能と無関係ではありません。

血糖値を上げたり下げたりする

ランゲルハンス島が分泌する代表的なホルモンはグルカゴンとインスリンです。

グルカゴンはランゲルハンス島のα細胞から分泌されるホルモンで、肝臓に作用して貯蔵してあるグリコーゲンを分解してグルコースを放出させ、血糖値を上げます。

インスリンはランゲルハンス島のβ細胞から分泌されるホルモンで、血糖値を下げる作用があります。血糖値が上がると分泌され、全身の細胞に「血液中を流れるグリコーゲンを取り込んで利用して」とお願いするため、血糖値が下がります。人体で血糖値を下げるホルモンはインスリンだけです。インスリンの分泌量や作用が低下すると、血糖値が高い状態が続いてしまいます。このことが原因で血管や神経などがいたんでしまう病気が糖尿病です。

試験に出る語句

グルカゴン
膵臓のランゲルハンス島のα細胞から分泌されるホルモン。肝臓に作用し、貯蔵しているグリコーゲンからグルコースを放出させ、血糖値を上げる。

インスリン
膵臓のランゲルハンス島のβ細胞から分泌されるホルモン。全身の細胞に血液中のグルコースを取り込んで利用するよう指示する。この分泌や作用が低下するのが糖尿病である。

キーワード

糖尿病
インスリンの分泌が減少または停止し、血糖値が高い状態が続いてしまう病気。高血糖によって全身の血管や神経がいたんでくる。網膜症、神経症、腎症などの合併症が起きる。

グルコース
ブドウ糖のこと。人体がもっとも利用しやすいエネルギー源。特に脳はグルコースしか使えない。生きるためには常に一定以上に維持されている必要があるが、高すぎても問題が生じる。

血糖値調節のメカニズム

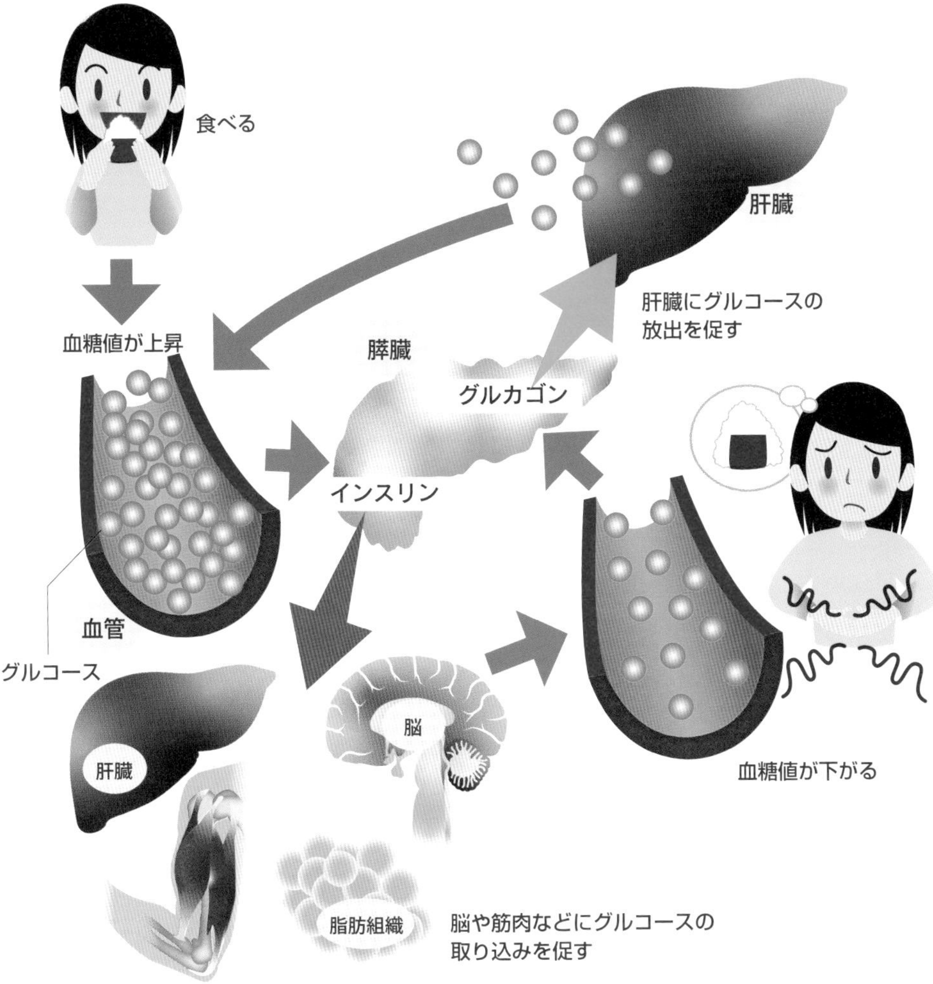

食事をして血糖値が上がると膵臓からインスリンが分泌されて血糖値が下がる。血糖値が下がると膵臓からグルカゴンが分泌されて血糖値が上がる。

コラム

内用薬は消化器の機能と関係あり

薬には、口から飲む内用薬、皮膚に塗ったり貼ったりして使う外用薬、皮下や筋肉、血管に針を刺して注入する注射薬などの種類があります。このうち内用薬は、その効能や用法、注意点などについて、いうまでもなく消化器の働きと密接に関わっています。

内用薬の場合は味の問題を避けては通れません。おいしくしてしまうと小さい子どもが食べてしまう可能性があるので望ましくありません。しかしあまりにまずいと大人にも嫌がられ、飲んでくれなくなってしまいます。そのため極端にまずい薬の場合、カプセルに入れたり、子ども用にはシロップにしたりといった工夫がされています。また、まずい薬をくるんで飲む服薬ゼリーも市販されています。

意識がない場合、ひどい吐き気があるとき、誤嚥しやすい人、消化管の通過に問題がある場合などは内用薬は使えません。その場合は注射薬や座薬など別の方法で薬を投与することになります。

錠剤やカプセルは、胃や小腸、大腸など目的の場所まで届き、そこで溶けるようにつくられています。したがって指示がないのにカプセルを開けて中身を飲んだり、錠剤をつぶして粉にしたり、噛んで飲んだりしてはいけません。間違った飲み方をすると、効き方や副作用の現れ方に問題が生じてしまう可能性もあり危険です。

食前、食後、数時間ごとなど薬を飲むタイミングも指示をしっかり守りましょう。食前の薬は食事の1時間前から30分前の間に、食後の薬は食事のあと30分以内に飲みます。食間と指示されることがありますが、これは“食事をしている間”ではなく“食事と食事の間”のこと。前の食事の2時間後くらいに飲むのが目安です。

薬の成分はやがて肝臓で分解されたり、腎臓から尿として排泄されたりします。薬によっては肝臓や腎臓に負担が生じていないか、定期的に調べることがあります。また肝臓や腎臓の機能が極端に低下していると薬の代謝や排泄ができないため、内用薬が処方できない場合もあります。

第 4 章

栄養素、消化と吸収

三大栄養素と五大栄養素

ポイント
- 糖質、たんぱく質、脂質を三大栄養素という
- 三大栄養素はある程度の量を摂取する必要がある
- 三大栄養素にビタミンとミネラルを加えて五大栄養素という

糖質、たんぱく質、脂質の三大栄養素

糖質（P.112参照）、たんぱく質（P.116参照）、脂質（P.120参照）を三大栄養素といいます。これらは人が生きるために必須の栄養素で、ある程度の量を飲食物としてとる必要があります。いずれも食品に含まれる物質は分子が大きくそのままでは吸収できないため、口から小腸までの間に何段階かに分けて消化されます。

糖質はご飯やパン、麺類、砂糖などに含まれ、活動するための基本的なエネルギー源になります。たんぱく質は筋肉や皮膚など体の構造の材料になるほか、免疫（抗体）や代謝（酵素）に関わる物質として重要な役割を果たします。脂質は活動のエネルギー源の貯蔵庫として重要で、細胞膜の材料にもなります。

ビタミンとミネラルを足して五大栄養素

三大栄養素に、ビタミン（P.124参照）とミネラル（P.126参照）を加えて五大栄養素といいます。さらに食物繊維（P.128参照）を加えて六大栄養素という場合があります。いずれの物質も、代謝を助け、体のさまざまな機能を調整する働きがあります。

これらは体内ではほとんど合成できないため、必ず飲食物から摂取する必要があります。三大栄養素ほどの量は必要なく、バランスのよい食事がとれれば極端に不足することはありませんが、食べ物の好き嫌いが激しい、摂取する食品に偏りがある、食事が不規則など食生活に問題がある人は不足しないように意識して摂取する必要があります。

試験に出る語句

三大栄養素
糖質、たんぱく質、脂質のこと。活動のエネルギー源となり、体をつくる材料となる物質。いずれもある程度の量を摂取する必要がある。

五大栄養素
三大栄養素にビタミンとミネラルを加えたもの。ビタミン、ミネラルは、摂取すべき量は微量で、三大栄養素ほどの量は必要ない。いずれも代謝を助け、体の機能を調整するなどの働きがある。

メモ

日本人の食事摂取基準
それぞれの栄養素をどのくらい摂取すればよいかは、厚生労働省の「日本人の食事摂取基準」にまとめられている。5年ごとに改訂される。

各栄養素の働きと主な食品

糖質、たんぱく質、脂質を三大栄養素という。それにビタミンとミネラルを足して五大栄養素という。さらに食物繊維を足して六大栄養素という場合もある。

分類			栄養素	主な働き	主な食品
六大栄養素	五大栄養素	三大栄養素	糖質	活動のエネルギー源	ご飯、パン、麺類、砂糖、イモなど
六大栄養素	五大栄養素	三大栄養素	脂質	活動のエネルギー源	サラダ油、バター、ラード、マヨネーズ、肉の脂身など
六大栄養素	五大栄養素	三大栄養素	たんぱく質	体をつくる	肉、魚、卵、大豆・大豆製品、牛乳、乳製品など
六大栄養素	五大栄養素		ビタミン	体の調子を整える	野菜、海藻、果物など。肉や魚などにも含まれる
六大栄養素	五大栄養素		ミネラル	体の調子を整える	野菜、海藻、果物など。肉や魚などにも含まれる
六大栄養素			食物繊維	消化されず便をつくる	野菜、海藻、キノコ、こんにゃくなど

COLUMN

糖質制限は専門家の指導を受けて

糖質を制限するダイエット法や健康法があります。賛否両論がありますが、一般的には糖質を一切食べないような極端なやり方はおすすめできません。糖質はもっとも手っ取り早く活動のエネルギー源として利用できる物質ですから、ある程度は摂取したほうがよいのです。糖質制限は正しい知識をもった専門家の指導のもとで行いましょう。

糖質の種類と特徴、働き

ポイント
- 消化すると最終的に単糖類になるのが糖質
- 糖質は1gあたり4kcalのエネルギーをもっている
- 結合する単糖類の数で二糖類、多糖類などと呼ばれる

糖質は人体のエネルギー源となる

糖質は、消化すると最終的にグルコース（ブドウ糖）などの単糖類になる物質です。糖質を多く含む食品には、砂糖、片栗粉、ご飯、パン、麺類などがあります。糖質と炭水化物が混同されることがありますが、両者は同じではありません。炭水化物とは炭素と水がほぼ1：1の割合で含まれる有機化合物のことで、人が消化できる糖質と、消化できない食物繊維（P.128参照）をあわせたものです。

糖質は人体にとってもっとも利用しやすいエネルギー源です。1gあたり4kcalのエネルギーをもっていて、燃焼してエネルギーを取り出すと二酸化炭素と水になり、余計なカスが出ないという特徴があります。

結合する単糖類の数で名前がつく

糖質を構成する最小単位である単糖類には、グルコース（ブドウ糖）やフルクトース（果糖）、ガラクトースなどがあります。特に重要なのはグルコースで、例えば脳はほぼグルコースしか利用できないため、常に血液中に存在している必要があります（P.88・106参照）。

単糖類が2個結合したものを二糖類といいます。代表的なのはスクロース（砂糖＝ショ糖）で、ほかにマルトース（麦芽糖）やラクトース（乳糖）があります。

また、単糖類がたくさん結合したものを多糖類といいます。人が利用できる多糖類はでんぷんとグリコーゲンです。また結合する単糖類が2～20個程度のものを、数によりオリゴ糖または少糖類といいます（キーワード参照）。

試験に出る語句

糖質
炭素と水の分子がほぼ1：1で含まれる有機化合物のうち、人が消化できるもの。単糖類、二糖類、多糖類などに分類される。

炭水化物
炭素と水の分子がほぼ1：1で含まれる有機化合物（糖質と食物繊維）のこと。

単糖類
糖質を構成する最小単位。グルコース（ブドウ糖）、フルクトース（果糖）、ガラクトースなどがある。

二糖類
単糖類が2個結合したもの。スクロース（ショ糖＝砂糖）、マルトース（麦芽糖）、ラクトース（乳糖）などがある。

多糖類
単糖類がたくさんつながったもの。でんぷんやグリコーゲンがある。

キーワード

オリゴ糖、少糖類
結合する単糖類が少ないものをオリゴ糖または少糖類というが、数ははっきりと決まっていない。一般に3個以上20個くらいまでをオリゴ糖、2～10個程度を少糖類と表記していることが多い。

糖質は炭水化物の一種

炭水化物

糖質

- パンやご飯などに含まれるでんぷん、砂糖など
- 人が消化できる
- 1g あたり 4kcal

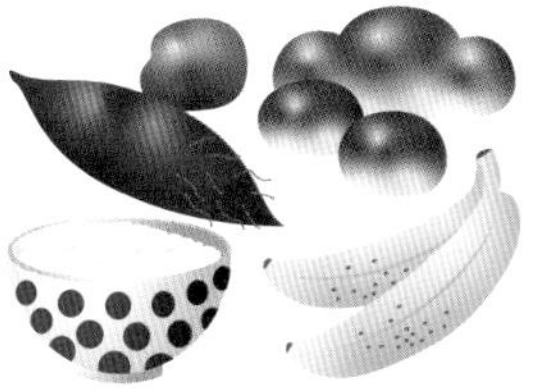

食物繊維

- こんにゃくのグルコマンナン、果物のペクチンなど
- 人が消化できない多糖類

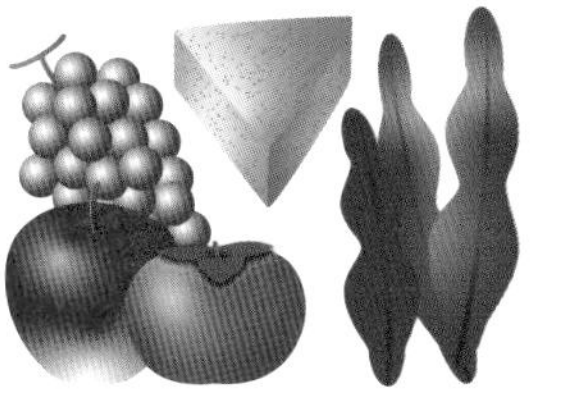

炭素と水の分子がほぼ1：1で含まれる有機化合物を炭水化物という。そのうち人が消化できるものを糖質、消化できない多糖類を食物繊維という。

糖質の種類

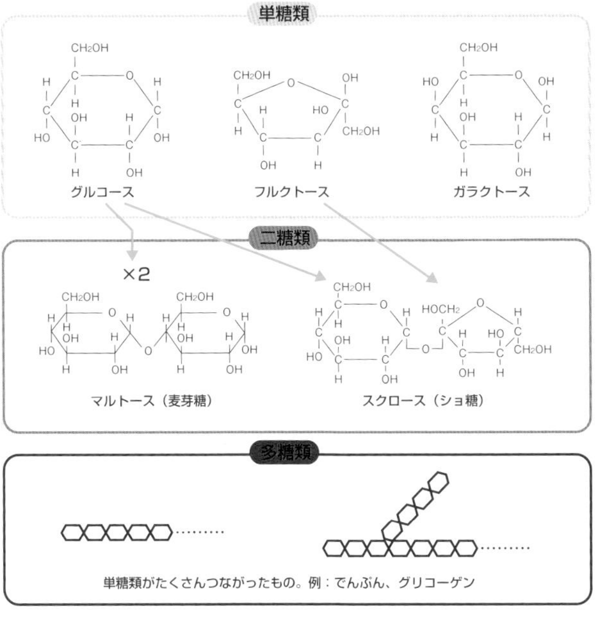

糖質には最小単位である単糖類とその組み合わせでできる二糖類、多糖類がある。単糖類にはグルコース、フルクトース、ガラクトースなどがある。グルコースが2個つながるとマルトース、グルコースとフルクトースがつながるとスクロース（ショ糖）になる。単糖類がたくさんつながったものを多糖類という。

糖質の消化と吸収のしくみ

ポイント
- 飲食物の多糖類を唾液アミラーゼが消化しはじめる
- 膵液の膵アミラーゼが多糖類を少糖類にする
- 膜消化の消化酵素が単糖類にして吸収する

唾液アミラーゼが多糖類の消化を開始

ご飯やパンなどの主食、イモやかぼちゃ、果物、砂糖などに含まれるさまざまな大きさの分子の糖質は、何段階かの消化酵素によって単糖類にされてから、小腸の吸収上皮細胞（P.54参照）に吸収されます。

ご飯などに含まれるでんぷんは多糖類で、食べると口腔内で唾液中の唾液アミラーゼが消化を開始します。ご飯を噛んでいると徐々に甘く感じるようになるのは、唾液アミラーゼの働きで味蕾（P.30参照）が感知できるような小さい分子の糖質ができるからです。ただし、口腔内の滞在時間は短いので、ここでの消化はあまり進みません。

次の胃で分泌される胃液には糖質の消化酵素は入っていません。唾液アミラーゼの働きは胃酸によって弱まっていきますが、しばらくは作用し続けます。

膵アミラーゼと膜消化の消化酵素が単糖類にする

胃でドロドロになった糜粥が十二指腸に入ると、そこに膵液が注ぎ込まれます。膵液には膵アミラーゼが含まれていて、これが多糖類をオリゴ糖または二糖類にまで分解します。一方、食品に含まれていたスクロース（ショ糖）やラクトース（乳糖）といった二糖類は、唾液や膵液の消化酵素による消化を受けないまま小腸粘膜に到達します。

小腸まで到達したオリゴ糖や二糖類は、吸収上皮細胞の表面にあり膜消化（P.54参照）を行うマルターゼ、イソマルターゼといった消化酵素の作用で単糖類にまで分解され、吸収上皮細胞に吸収されます。

試験に出る語句

唾液アミラーゼ
唾液に含まれる糖質の消化酵素。多糖類をオリゴ糖や二糖類にする。胃液の酸に混ざると徐々に効果を失う。

膵アミラーゼ
膵液に含まれる糖質の消化酵素。多糖類やオリゴ糖などをオリゴ糖や二糖類に分解する。

糖質の消化と吸収

多糖類は、唾液・膵アミラーゼによって二糖類か少糖類に分解され、膜消化で単糖類にされて吸収される。二糖類は小腸までそのままで、膜消化で単糖類にされて吸収される。

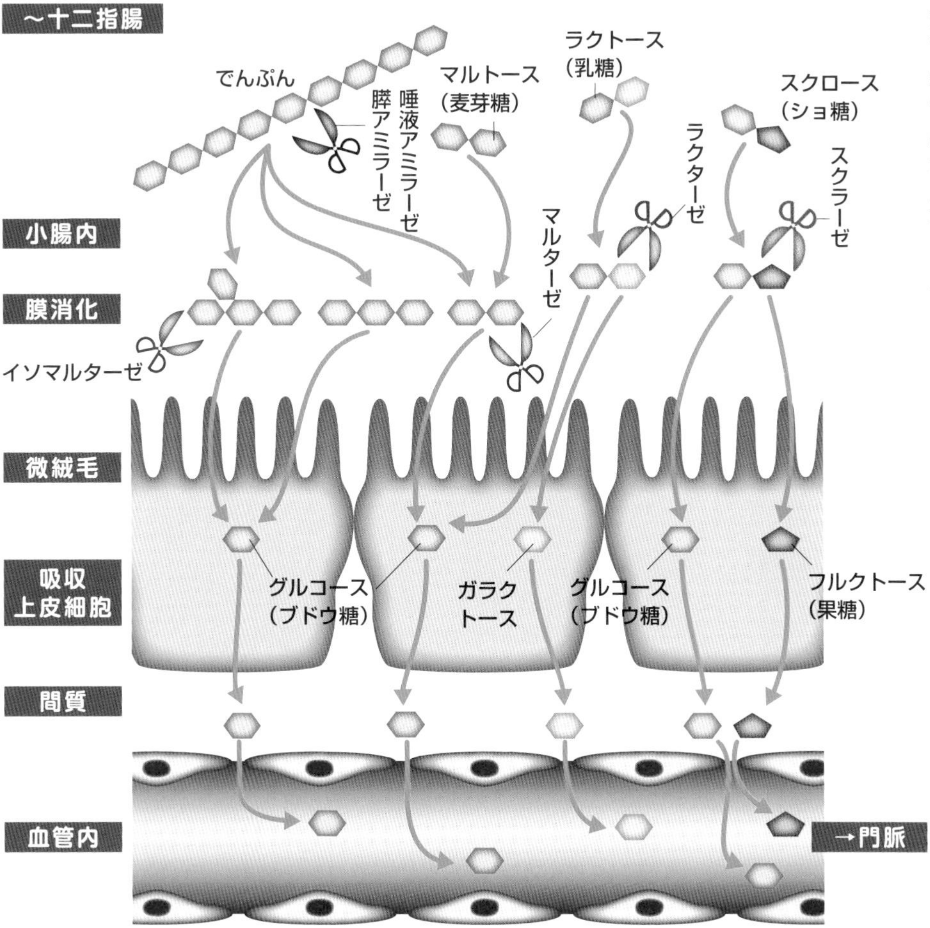

栄養素、消化と吸収

たんぱく質の特徴と働き

ポイント
- たんぱく質はアミノ酸が50個以上つながったもの
- 人体には数万～数十万種類ものたんぱく質がある
- 人体で使われるアミノ酸は20種類、必須アミノ酸は9種類

体には数万種類以上のたんぱく質がある

たんぱく質はアミノ酸がたくさんつながったもののことです。つながるアミノ酸の数は明確に決まっているわけではなく、最低でも50個、一般には100～400個程度といわれています。中には1000個以上ものアミノ酸がつながっているたんぱく質もあります。

人体にあるたんぱく質の種類は数万～10万ほどといわれます。よく知られているたんぱく質には、筋肉や骨、皮膚などをつくるコラーゲン、赤血球の赤い色素（ヘモグロビン）の成分、細菌やウイルスを撃退する抗体となるグロブリンなどがあります。また消化酵素やホルモン、細胞膜にある輸送体などもたんぱく質でできています。

たんぱく質は20種類のアミノ酸の組み合わせ

人体で使われているアミノ酸は20種類です。そのうち9種類は体内で合成できないため食事で摂取する必要があり、これを必須アミノ酸といいます。体内にある数万種類以上ものたんぱく質は、その20種類のアミノ酸の組み合わせでできているのです。

アミノ酸どうしの結合をペプチド結合といい、2個以上結合したものをペプチドといいます。結合するアミノ酸の数によって、2個結合したものはジペプチド、3個ならトリペプチドといいます。さらに数個程度（3～10個くらい）つながったものはオリゴペプチド、たくさんつながったものはポリペプチドと呼ばれます。つまり、たんぱく質はポリペプチドなのです。

試験に出る語句

アミノ酸
カルボキシル基とアミノ基を持つ有機化合物。人体では20種類が使われていて、そのうち9種類が体内で合成できない必須アミノ酸。

必須アミノ酸
人体が利用する20種類のアミノ酸のうち、体内で合成できない9種類（子どもは10種類）のこと（右ページ参照）。

ペプチド結合
アミノ酸どうしの結合のこと。たんぱく質の消化酵素はこのペプチド結合を切断する。

ペプチド
アミノ酸が結合した物質のこと。結合している数によって、2個ならジペプチド、3個ならトリペプチドなどと呼ぶ。

キーワード

オリゴペプチド
オリゴとは「少ない」という意味で、その数にはっきりとした決まりがない。資料によって3～10、2～20など表記が違うこともある。

必須アミノ酸と非必須アミノ酸

人体では20種類のアミノ酸が使われている。そのうち9種類（小児は10種類）は体内で合成できないので食事から摂取する必要がある必須アミノ酸である。

	アミノ酸
必須アミノ酸	トリプトファン、トレオニン（スレオニン）、ロイシン、フェニルアラニン、バリン、リシン（リジン）、ヒスチジン、メチオニン、イソロイシン ※小児はアルギニンも
非必須アミノ酸	システイン、グルタミン、グリシン、プロリン、チロシン、アラニン、アスパラギン酸、アスパラギン、グルタミン酸、セリン ※成人はアルギニンも

たんぱく質の働き

- 筋肉や骨、皮膚などのコラーゲン、エラスチンをつくる
- 免疫物質（抗体＝免疫グロブリン）
- 赤血球の赤い色素（ヘモグロビン）の成分
- 血漿の浸透圧を調整する（アルブミン）
- 消化酵素
- ホルモン
- 細胞膜の輸送体など

たんぱく質の消化と吸収のしくみ

ポイント
- 高分子で立体構造が複雑なたんぱく質の消化は３段階
- 胃の酸とペプシンで切断後、膵液の消化酵素が働く
- 小腸粘膜の膜消化でアミノ酸かジペプチドにして吸収する

たんぱく質の消化は３段階

たんぱく質は高分子で立体構造も複雑なため、そのままでは小腸で吸収することはできません。そこで胃から小腸までの間に大きく3段階に分け、いくつもの消化酵素がペプチド結合を切断し、最終的にアミノ酸単独かアミノ酸が2個結合したジペプチドにまで分解します。

第1段階は胃での消化です。胃液には、酸と消化酵素のペプシン（P.42参照）が含まれています。酸はたんぱく質の立体構造をほどき、そこにペプシンが作用してたんぱく質の鎖をおおざっぱに切断します。その結果、たんぱく質は元のものより小さいサイズのペプトンになります。

第2段階は十二指腸での消化です。十二指腸に注がれる膵液（P.104参照）にはトリプシン、キモトリプシン、エラスターゼ、カルボキシペプチダーゼといった消化酵素が含まれています。それぞれ切断する部位などが異なりますが、ペプトンを切断してポリペプチド、さらにオリゴペプチドにします。

アミノ酸かジペプチドになって吸収される

第3段階は空腸・回腸での膜消化です。空腸・回腸の吸収上皮細胞の表面にはアミノペプチダーゼ、カルボキシペプチダーゼといった消化酵素（P.57参照）があり、これらがオリゴペプチドをアミノ酸単独かアミノ酸が2個結合したジペプチドにします。そしてこれらは吸収上皮細胞に吸収され、ジペプチドは吸収上皮細胞の中で切断されてアミノ酸になり、血管に入って門脈から肝臓へ送られます。

試験に出る語句

たんぱく質
アミノ酸が最低でも50個、一般的には100～400個程度結合した物質。

キーワード

高分子
分子が大きいもののこと。

たんぱく質の消化と吸収

たんぱく質は、胃液と膵液に含まれる消化酵素と膜消化の3段階でアミノ酸またはアミノ酸2個のジペプチドにされて吸収され、細胞内でアミノ酸にされてから血管に入る。

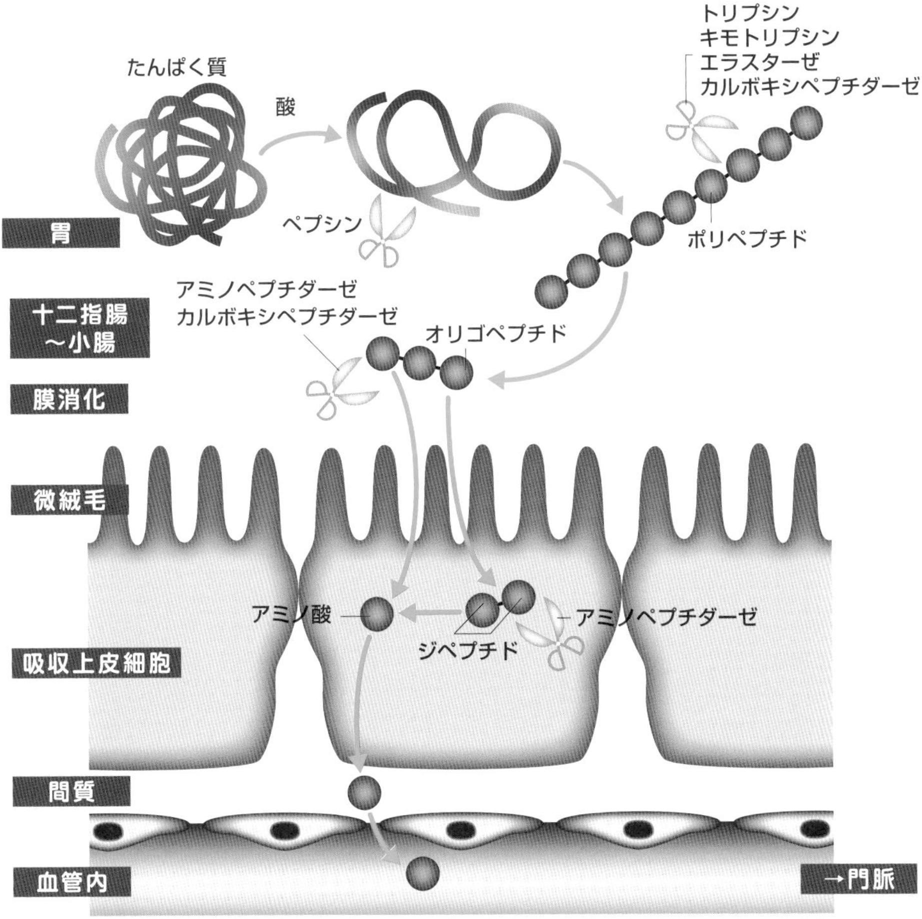

COLUMN 食べたコラーゲンはお肌のコラーゲンになるか

コラーゲンはたんぱく質で、食べると最終的にアミノ酸にまで分解されます。アミノ酸は体内でのたんぱく質の合成に利用されますが、その際、元が何だったのかは関係ありませんし、アミノ酸には「元コラーゲンです」といったラベルはついていません。コラーゲン由来のアミノ酸がコラーゲンに合成される可能性もないわけではありませんが、「コラーゲンを食べればお肌ピチピチ」はいいすぎです。

脂質の特徴と働き

ポイント
- 脂質とは水に溶けない有機化合物で動植物からとれるもの
- 脂質はエネルギーの貯蔵庫であり細胞膜やホルモンの材料
- 食事に含まれる脂質の大半はトリグリセリド

脂質は厄介者ではない

脂質とは、水に溶けず、エーテルなどの溶剤に溶ける有機化合物のことで、動植物からとれるものを指し、石油などの鉱物油は含みません。具体的には、サラダ油やオリーブ油、バター、肉の脂身や鶏肉の皮などに含まれるものです。脂質は肥満や生活習慣病のもととして厄介者扱いされがちですが、細胞膜やホルモンなどの材料になり、脂溶性ビタミンの吸収を助けるなど人体には必要不可欠な栄養素です。1gあたり9kcalという糖質の2倍以上のエネルギーをもっており、余ったエネルギーの貯蔵庫になります。この貯蔵庫としての特徴は本来生物にとってはありがたいことですが、体脂肪が気になる現代人にとっては困ったことかもしれません。つまり脂質は、毎日の食事で、とりすぎに注意しつつバランスよく摂取するべきなのです。

食事に含まれる脂質の大半はトリグリセリド

脂質にはさまざまなタイプのものがありますが、食事に含まれる脂質の多くはトリグリセリド（中性脂肪）です。トリグリセリドは3つの脂肪酸とグリセロール（グリセリン）が結合した物質です。また、コレステロールも食事で摂取する脂質の1つです。

脂質は水に溶けないので、胃腸の消化液や粘液または血液の中では分離してしまい、消化・吸収も、血液と一緒に体の必要なところに運ぶこともできません。そのため体内で脂質は水になじむ性質と油になじむ性質の両方をもった物質の助けを借りて存在しています（P.122参照）。

試験に出る語句

脂質
水に溶けず、エーテルなどの有機溶剤に溶ける物質と定義される。これは性質による定義で、化学構造による定義ではない。実際に脂質にはさまざまな化学構造のものがある。

トリグリセリド
中性脂肪ともいう。肉の脂身など。3つの脂肪酸とグリセロールでできている。

脂肪酸
炭素の鎖にカルボキシル基がついたもの。炭素の分子構造によって飽和脂肪酸と不飽和脂肪酸に分類される。また、炭素の鎖の長さによって短鎖脂肪酸、中鎖脂肪酸、長鎖脂肪酸に分けられる。リノール酸、オレイン酸など。

グリセロール
グリセリンともいう。甘みがあるトロッとした液体。食品添加物や化粧品の保湿剤にもなる。アルコールの一種。

コレステロール
ステロイドという物質に分類される。動物の細胞膜やホルモンなどの材料になる。

脂質の特徴

脂質はサラダ油、バター、マーガリン、肉の脂身などに含まれる。1g あたり 9kcal のエネルギーがあり、エネルギー源やエネルギーの貯蔵庫として優れている。細胞膜やホルモンの材料になり、脂溶性ビタミンの吸収を助ける働きもある。

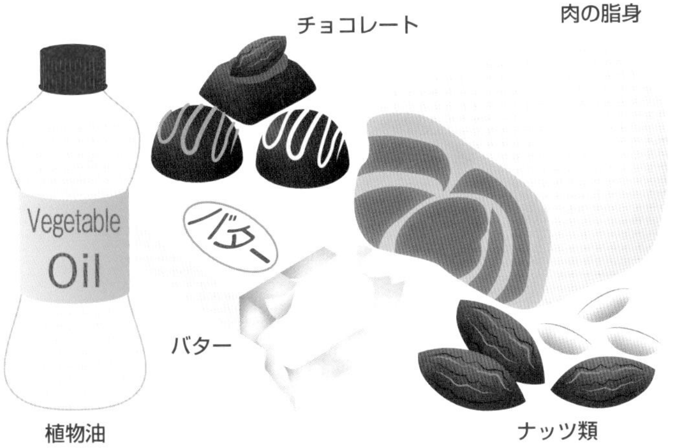

主な脂質

トリグリセリド

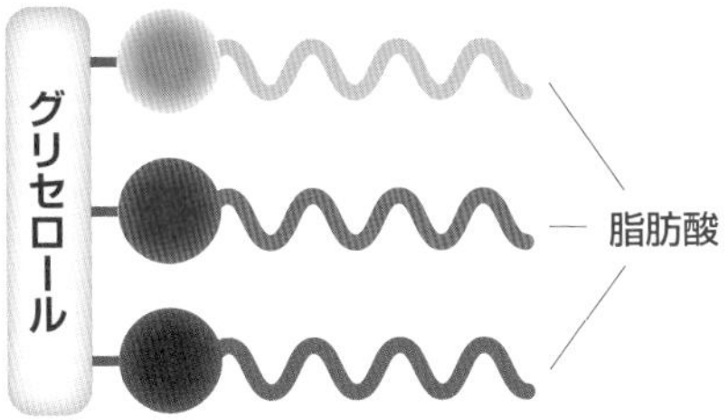

グリセロールに 3 つの脂肪酸が結合したもの。脂肪酸は 3 つとも同じとは限らない。食品中の脂質の多くがこの物質。

コレステロール

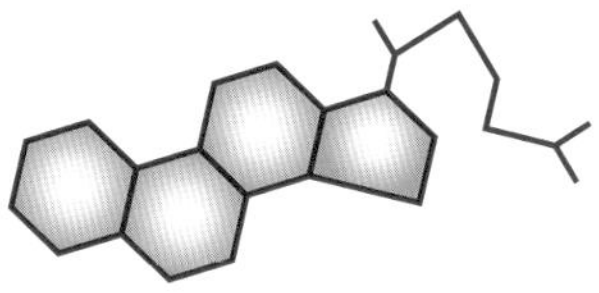

体内では細胞膜やステロイドホルモン、胆汁酸などの材料になる。血液中ではこのままの遊離型か、脂肪酸と結合したコレステロールエステルとして存在する。

栄養素、消化と吸収

脂質の消化と吸収のしくみ

ポイント
- 脂質は小さいつぶにならないと消化酵素が効かない
- 胆汁が乳化・ミセル化し、リパーゼが消化する
- 消化され、吸収されて血管とリンパ管に入る

脂質は小さいつぶにならないと消化できない

脂質は肉の脂身のようなかたまりやラーメンに浮かぶ油滴のような状態では消化酵素が効きません。そこでまず食べ物をよく噛んで砕き、胃の酸でドロドロに溶かして、脂質を物理的に小さくします。また胃腸で温められて溶けやすくなり、胃腸の蠕動運動によって激しく撹拌されることで直径0.1～0.3mm 程度の油滴になります。

口腔内と胃にも舌リパーゼ、胃リパーゼという脂質の消化酵素がありますが、これらの場所では消化酵素が作用しにくく、消化はあまり進みません。

乳化、ミセル化されて消化酵素の処理を受ける

十二指腸に届いた糜粥に含まれる脂質は、胆汁によって乳化、ミセル化されます。乳化とは脂質のつぶの直径が0.0001mm 以下になり、水中で分離することなく分散した状態になることです。また、ミセルとは、胆汁の胆汁酸やリン脂質がつくる殻の中に脂質を入れたもので、直径は0.00003～0.0001mm です。表面には水になじむ物質が並んでいて、腸管内を分離することなく流れていきます。

膵液の膵リパーゼは、小腸を流れるミセルの脂質を消化していきます。そして小腸粘膜の吸収上皮細胞の表面でミセルが開くと、中の脂質が吸収上皮細胞の膜をそのまま通過して細胞内に吸収されます。一部はそのまま毛細血管から門脈に入って肝臓に届けられます。また、一部は細胞内で表面に水になじむ物質が並んだカイロミクロンという粒子となり、血管ではなくリンパ管に入ります。

試験に出る語句

乳化
脂質のつぶが直径0.0001mm以下になり、水の中で分離することなく分散している状態。

ミセル化
リン脂質や胆汁酸は、分子に脂質になじむ部分（疎水性）と水になじむ部分（親水性）をもつ。水になじむ部分を外にして殻をつくり、中に脂質を入れた直径0.00003～0.0001mmの粒子をミセルという。

膵リパーゼ
膵液に含まれる脂質の消化酵素。脂質のトリグリセリドを分解する。

カイロミクロン
リン脂質とアポたんぱく質でできた殻の中に脂質を入れた粒子。

キーワード

胆汁
肝臓でつくられ、胆のうで濃縮されて、脂質を含む食物が十二指腸に届くと、十二指腸に注ぎ込まれる。界面活性剤である胆汁酸を含む（P.92・98参照）。

脂質の消化・吸収

脂質は主に膵液に含まれるリパーゼによって分解される。脂肪酸やグリセロールなどになって吸収上皮細胞に吸収され、一部は血管から門脈へ、一部が細胞内でカイロミクロンに合成され、リンパ管に入る。

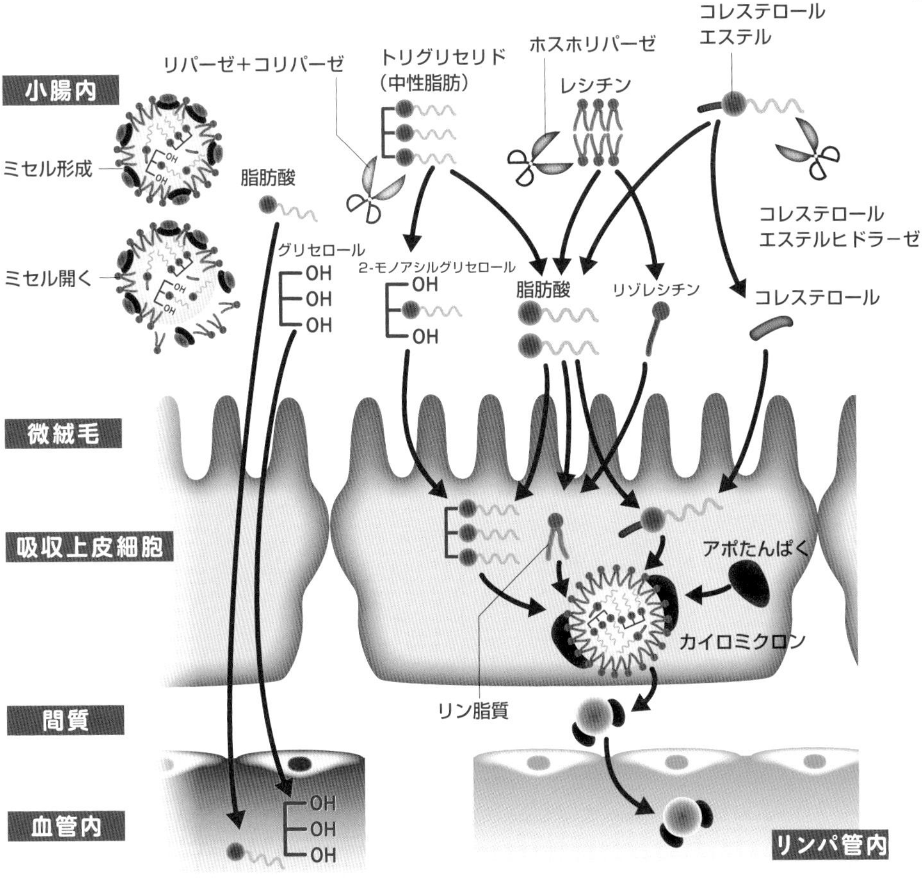

COLUMN 口腔内と胃では脂質の消化は進まない

口腔内には舌リパーゼという脂質を消化するための消化酵素がありますが、口腔内は滞在時間が短すぎて消化酵素が作用するための十分な時間がとれず、消化はあまり進みません。また、胃には胃リパーゼという消化酵素がありますが、脂質のつぶが十分に小さくないため、こちらも消化酵素の働きは限定的になります。

ビタミンの種類と特徴、吸収

ポイント
- ビタミンは、体に必要だが自分でつくれない有機化合物
- B群やCは水溶性ビタミンで、小腸で吸収される
- A、Dなどの脂溶性ビタミンは脂質と一緒に吸収される

ビタミンは体内でつくれない有機化合物

ビタミンとは、体に必要な有機化合物のうち三大栄養素を除いたもので、体内ではほとんどつくれないため、食事で摂取しなければならない物質のことです。1日の必要量はmgかμgの単位と微量です。過不足は何らかの症状や病気につながることがありますが、バランスのよい食事をしていて、サプリメントなどを過剰に摂取するようなことをしなければ、ほとんど問題はありません。

ビタミンは水溶性と脂溶性に大別されます。水溶性ビタミンにはB群、Cなど、脂溶性ビタミンにはA、D、E、Kがあります。水溶性ビタミンは多く摂取しても尿として排泄されるため、体内に蓄積することはありません。脂溶性ビタミンは脂質と一緒に吸収されるので、脂質の摂取が足りないと十分に吸収できなくなります。また過剰に摂取すると、体内に蓄積して過剰症を起こします。各ビタミンの特徴や体内での役割は右ページの表の通りです。

ビタミンも小腸で吸収される

ビタミンは食品に含まれる状態のままで吸収されます。

水溶性ビタミンの大半は小腸で吸収されます。ただしビタミンB12（コバラミン）は胃で酸を出す壁細胞から分泌される内因子と呼ばれる糖たんぱく質と結合しないと吸収されません。吸収される場所も、ほかのビタミンと違い回腸の末端あたりです。

脂溶性ビタミンは脂質と一緒に吸収されるため、吸収のしくみも脂質と同様です。

試験に出る語句

ビタミン
体に必要な有機化合物のうち体内でほとんどつくれないため、摂取が必要なもの。必要な量は微量。水溶性と脂溶性がある。

内因子
ビタミンB12が吸収されるために必要な糖たんぱく質。胃の壁細胞から分泌される。

キーワード

ビタミン過剰症
過剰に摂取し続けたことで何らかの症状が起こるもの。脂溶性ビタミンに多い。ビタミンDの過剰症の高カルシウム血症など。

主なビタミンの特徴と働き

		物質名	主な働き	多く含む食品	欠乏症	過剰症
水溶性ビタミン	B1	チアミン	糖の代謝に関わる。神経の働きの調整	玄米、豚肉、豆類など	脚気、神経炎など	なし
水溶性ビタミン	B2	リボフラビン	細胞の再生を助ける。成長の促進。皮膚・粘膜の保護	レバー、うなぎ、納豆など	口角炎、口内炎など	なし
水溶性ビタミン		ナイアシン	エネルギー産生に関わる酵素の補酵素	体内で生合成できる。カツオ、マグロなど	皮膚炎、下痢、神経障害など	なし
水溶性ビタミン	B6	ピリドキシン	たんぱく質、脂質の代謝、神経伝達物質の生成に関わる	マグロ、サンマ、バナナなど	まれに脂漏性皮膚炎など	なし
水溶性ビタミン	B12	コバラミン	造血、たんぱく質・核酸の合成に関わる	マイワシ、鶏レバー、牡蠣など	悪性貧血、神経障害など	なし
水溶性ビタミン	C	アスコルビン酸	抗酸化作用、コラーゲンの合成、鉄の吸収の促進などに関わる	柑橘類、柿、イチゴ、トマト、ジャガイモなど	壊血病、骨の形成不全など	なし
脂溶性ビタミン	A	レチノールなど	皮膚・粘膜の保護、網膜の色素、抗がん作用など	うなぎ、レバー、牛乳、にんじん、ほうれん草など	夜盲症、皮膚乾燥、成長障害など	肝臓肥大、脳圧亢進症状など
脂溶性ビタミン	D	カルシフェノール	腸でのカルシウムの吸収を助けるなど	紅鮭、シラス干し、イワシ、シイタケ、キクラゲなど	くる病、骨軟化症、骨粗鬆症など	高カルシウム血症、肝障害、腎障害など
脂溶性ビタミン	E	トコフェロール	抗酸化作用、末梢血管の拡張など	うなぎ、アーモンド、キングサーモン、イクラなどの魚卵など	歩行困難、反射協調運動の障害、溶血性貧血	起こりにくい
脂溶性ビタミン	K	フィロキノン(K1)、メナキノン(K2)	血液凝固、骨形成の促進など	納豆、ほうれん草、春菊、わかめなど。腸内細菌がつくる	鼻出血、消化管出血、新生児メレナ※など	ほとんどない

※新生児メレナ：新生児は腸内細菌が未発達なのでビタミンKが不足して出血しやすく、それが原因で消化管出血を起こすもの。

ミネラルの種類と特徴、吸収

ポイント
- ミネラルは、炭素、酸素、水素、窒素以外の必要な元素
- 16種類は必須ミネラル、うち13種類は摂取基準がある
- 大半が小腸で、一部は大腸でも吸収される

多量ミネラルと微量ミネラルがある

ミネラルとは体に必要なもののうち、炭素、酸素、水素、窒素以外の元素のことで、無機質ともいいます。体内で合成できないので食事などで摂取する必要があります。特に必ず摂取しなければならない16種類のミネラルは必須ミネラルといい（右ページ表参照）、そのうち13種類は厚生労働省によって摂取量の基準が設けられています。

またミネラルは、必要な量や体内の含有量が多い多量ミネラル（マクロミネラル）と、必要量などが微量の微量ミネラル（ミクロミネラル）に分けられます。多量ミネラルにはナトリウム、カリウム、カルシウム、マグネシウムなどが、微量ミネラルには鉄、亜鉛、銅などがあります。

食事が偏ると欠乏症になることがある

普通の食事をしていればミネラルが不足することはあまりありませんが、栄養のバランスが悪いと摂取量が不足し、鉄欠乏性貧血、亜鉛不足による味覚障害や免疫低下、ヨウ素不足による甲状腺疾患などの欠乏症が起きることがあります。また、暑さや運動で大量に汗をかいたときは、水とともに失われたナトリウムをとる必要があります。

ミネラルの大半は小腸で、ナトリウムやクロールなどは小腸と大腸で吸収されます。カルシウムの吸収には少し助けが必要です。食品中のカルシウムはたんぱく質と結合していて吸収しにくいので、その結合を切ってイオンの状態にする胃酸の役割が重要です。また小腸では、活性型ビタミンD3がカルシウムの吸収を促進します。

試験に出る語句

必須ミネラル
ミネラルのうち必ず摂取しなければならないもの。16種類。そのうち13種類は欠乏しないように摂取基準が設けられている。

多量ミネラル、微量ミネラル
体内の含有量も摂取すべき量も多いものを多量ミネラル、いずれも微量のものを微量ミネラルという。微量ミネラルでも不足しないわけではなく、鉄欠乏などは起こりやすい。

キーワード

欠乏症
ミネラルに限らず、摂取すべき栄養素が十分に摂取されず、それが原因で何らかの症状や疾患が起こるもの。鉄欠乏性貧血など。

鉄欠乏性貧血
鉄の摂取量が足りなかったり、月経過多などで失う量が多かったりすると、鉄を原料にする赤血球が十分につくれず貧血になる。若い女性に多い。

主なミネラル

	ミネラル	主な働き	欠乏	過剰摂取
多量ミネラル	ナトリウム	細胞外液に多い。体液の浸透圧やpHの調整、筋肉や神経の興奮の抑制など	倦怠感	高血圧など
多量ミネラル	カリウム	細胞内液に多い。体液の浸透圧やpHの調整、心臓や筋肉の機能の調整など	筋力低下、多尿症	高カリウム血症で不整脈
多量ミネラル	カルシウム	骨の成分、神経の伝達、筋肉の収縮、血液凝固など	骨粗鬆症、神経過敏など	尿路結石など
多量ミネラル	マグネシウム	酵素の活性化、血管の拡張、神経の鎮静など	神経過敏、不整脈、骨形成不全など	反射低下、低血圧
多量ミネラル	リン	骨や歯、核酸、リン脂質などの成分	骨軟化症	カルシウムの吸収を阻害
多量ミネラル	イオウ	爪や毛髪のケラチンの成分	(－)	(－)
多量ミネラル	クロール	細胞外液に多い。体液の浸透圧やpHの調整。胃酸の成分	腎不全や利尿薬投与で欠乏することがある	(－)
微量ミネラル	鉄	ヘモグロビンの成分	鉄欠乏性貧血	胃腸障害、鉄の沈着、亜鉛の吸収障害
微量ミネラル	亜鉛	酵素の成分。たんぱく質合成や遺伝子の発現に関わる	味覚障害、皮膚炎、精子減少など	銅・鉄の吸収障害
微量ミネラル	銅	鉄の代謝や輸送、活性酸素の除去、神経伝達物質の代謝に関わる	貧血、毛髪や皮膚の脱色など	尿の産生障害、貧血
微量ミネラル	ヨウ素	甲状腺ホルモンの成分。たんぱく質合成やエネルギー代謝などに関わる	発育不良、甲状腺機能低下	日本人は起こりにくい
微量ミネラル	マンガン	酵素の成分であり活性に関わる。骨の代謝	骨の形成異常、生殖能力の低下	精神障害、不眠
微量ミネラル	セレン	酵素の成分。抗酸化作用に関わる	心筋症、筋力低下	脱毛
微量ミネラル	コバルト	ビタミンB12の成分で赤血球の生成に関わる	貧血	甲状腺機能低下
微量ミネラル	モリブデン	尿酸の代謝に関係する酵素の成分	まれに先天性欠乏症がある	(－)
微量ミネラル	クロム	インスリンの働きを助ける	耐糖能障害	(－)

(網掛け) ＝摂取基準が決められている13種類のミネラル

Athletics Column

アスリートの鉄欠乏性貧血

鉄は赤血球のヘモグロビンの成分。不足すると鉄欠乏性貧血になり、疲れやすい、息ぎれがするといった症状があらわれます。アスリートの場合、激しい運動で鉄が必要となるうえ、運動で赤血球が壊れ、鉄欠乏性貧血になりやすいことがわかっています。予防や治療には食事による摂取や鉄剤の内服が有効です。一方でとりすぎも厳禁。特に鉄剤の注射はさまざまな臓器に障害を起こすことがあり、安易に行うべきではありません。

食物繊維の働き

ポイント
- 食物繊維とは人が消化できない炭水化物のことである
- 水溶性食物繊維は腸での栄養素の吸収を阻害する
- 不溶性食物繊維は便量を増やし大腸を刺激する

水溶性食物繊維と不溶性食物繊維がある

食物繊維とは炭水化物のうち人が消化できない多糖類のことです。人は消化できませんが、腸内細菌（P.62参照）が食物繊維を分解し、脂肪酸などエネルギー源となる物質にしてくれます。そして脂肪酸などは腸から吸収されて利用されます。1日に摂取すべき食物繊維は、女性は18g以上、男性は20g以上と決められています。

食物繊維には水溶性食物繊維と不溶性食物繊維があります。水溶性食物繊維にはこんにゃくに含まれるグルコマンナン、果物に多いペクチン、海藻に含まれるフコイダンなどがあります。トロトロ、ネバネバした物質で、保水力が高いのが特徴です。

不溶性食物繊維とは野菜のスジの部分などに多いセルロースなどのことです。甲殻類の殻やキノコ類の細胞壁に多いキチンなども不溶性食物繊維の仲間です。

生活習慣病や便秘の予防に役立つ

水溶性食物繊維は、腸の中身の流れをスムーズにするほか、小腸で栄養素の吸収を抑制します。そのため血糖値や血中脂質濃度の急上昇が抑えられ、糖尿病や脂質異常症などの予防に役立つと考えられます。ただし、鉄やカルシウムなど必要な栄養素の吸収も阻害してしまうので、水溶性食物繊維もとりすぎには注意が必要です。

不溶性食物繊維は、便の量を増やし、大腸を刺激して蠕動運動を促します。便秘の予防には水溶性、不溶性の両方の食物繊維をとるとより効果的です。

試験に出る語句

食物繊維
人が消化できない炭水化物のこと。多糖類。水溶性食物繊維と不溶性食物繊維に分けられる。

水溶性食物繊維
水に溶ける食物繊維。こんにゃくのグルコマンナン、果物のペクチン、海藻のフコイダン、ゴボウなどのイヌリンなど。トロトロ、ネバネバしたもの。小腸での栄養素の吸収をブロックする。

不溶性食物繊維
水に溶けない食物繊維。野菜のセルロース、キノコや甲殻類のキチンなど。便量を増やして大腸を刺激する。

キーワード

脂肪酸
炭素にカルボキシル基がついたもの。エネルギー源として利用される。

食物繊維の特徴

炭水化物のうち、人が消化できない多糖類を食物繊維という。腸内細菌が分解し、人に有用な脂肪酸をつくる。
１日に摂取すべき量は、男性 20g 以上、女性 18g 以上である（成人）。

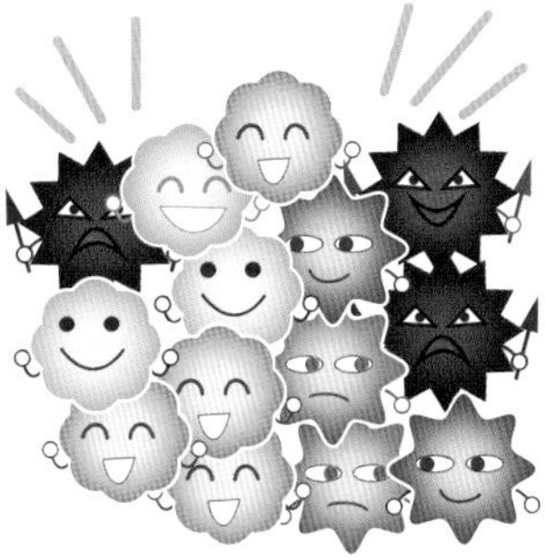

食物繊維の種類

食物繊維には水に溶ける水溶性食物繊維と、水に溶けない不溶性食物繊維がある。

水溶性食物繊維

トロトロ、ネバネバした物質。保水力が高い。小腸で栄養素の吸収を抑制、腸の中身の流れをスムーズにする。

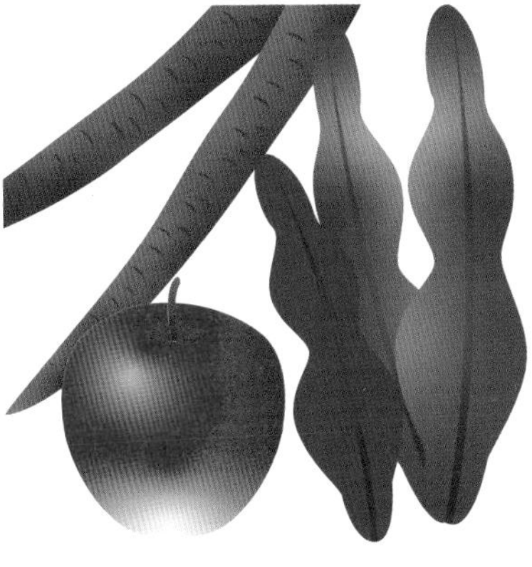

〈食品〉
こんにゃく（グルコマンナン）、果物（ペクチン）、海藻（アルギン酸、フコイダン、アガロースなど）、ゴボウ（イヌリン）、オリゴ糖など

不溶性食物繊維

野菜のスジの部分や、キノコのキチンなど、便量を増やし、大腸壁を刺激して排便を促す。

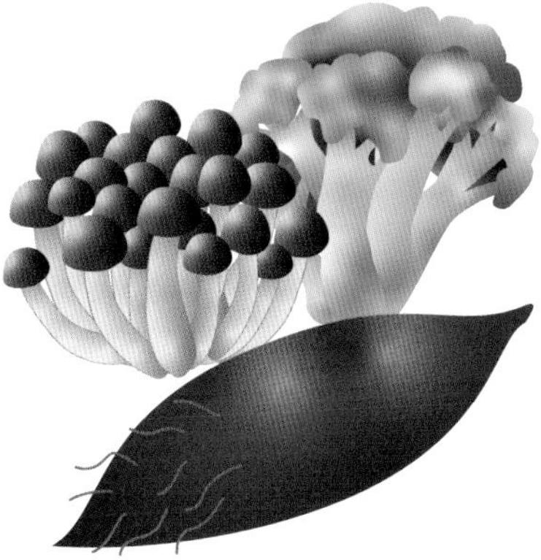

〈食品〉
野菜全般（セルロース、リグニンなど）、キノコや甲殻類の殻（キチンなど）など

水の働きと吸収

ポイント
- 人体の60%は水で、細胞内液や血液、組織液などがある
- 1日に出入りする水は2.5ℓでバランスが取れている
- 消化管内の水分は小腸と大腸で98%以上が回収される

水は生命機能に必要不可欠

人体の60%は水です。体内の水を体液といい、3分の2は細胞内液で、残りの4分の1が血液の血漿やリンパ液、4分の3が細胞と細胞の間を満たす組織液や脳や脊髄のまわりを満たす髄液などです。体内の水は、さまざまな物質を全身に運び、体のpHを維持し、体温を保ち、代謝の反応を支えます。体内の水が減りすぎる（脱水）と、これらの生命機能が維持できなくなってしまいます。

体に入る水は、飲料水1.2ℓ、食事に含まれる水分1ℓ、代謝によって体内でつくられる水が約0.3ℓで、合計2.5ℓ／日にもなります。それに対して出る水は、尿（おしっこ）に1.4ℓ、便（うんこ）に0.1ℓ、汗や皮膚から蒸発する（不感蒸泄）分が0.6ℓ、呼気として出て行く水が0.4ℓで、合計2.5ℓ／日です。もちろんこれらの量には個人差があり、季節やその日の活動などで大きく変わります。

小腸と大腸で大半が吸収される

前述のように、体からは常に尿や汗、呼気に含まれる水蒸気として水分が捨てられていて、これらを止めることはできません。そのため水は随時、飲食物で摂取し、消化管に入った水は素通りさせることなくしっかり吸収する必要があります。また、消化管の中には消化液が1日に7ℓも分泌されていますから、その分も捨てずに回収しないと体が脱水状態になってしまいます。

消化管を流れる水は、その98%以上が小腸と大腸で吸収され、便として捨てられるのはごくわずかです。

試験に出る語句

組織液
体の組織で細胞と細胞の間を満たす体液。酸素や栄養素、老廃物などの受け渡しをする。

キーワード

体液
体内の水のこと。3分の2が細胞内液、3分の1が細胞外液。細胞外液の4分の3が組織液など、4分の1が血管やリンパ管の中にある。

血漿
血液の血球成分を除いた液体の部分。

脱水
体内の水やミネラルが異常に減少してしまった状態。体温調節や体の代謝が正常にできなくなる。重症になると死亡することがある。

人体の60％は水

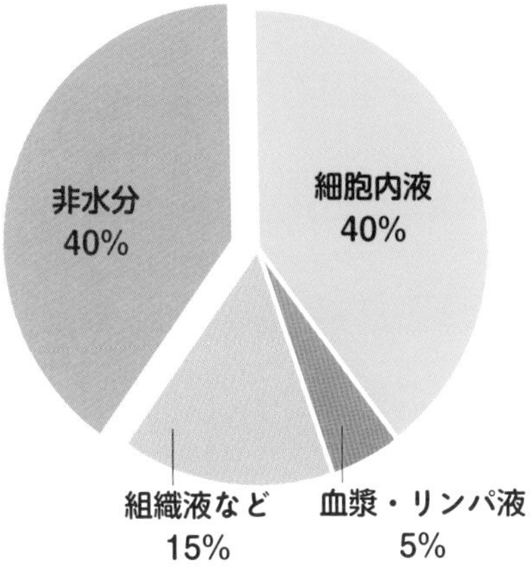

人体の60％は水である。そのうち3分の2（全体重の40％）は細胞の中の細胞内液である。残りの4分の1（全体の5％）が血漿（血液の水の成分）およびリンパ液で、残りが組織液（全体の15％）などである。

1日の水分量の出納

健康な人では、1日に体に入る水と出る水は同量である。消化管に分泌された消化液の水分はほぼ回収されることになる。

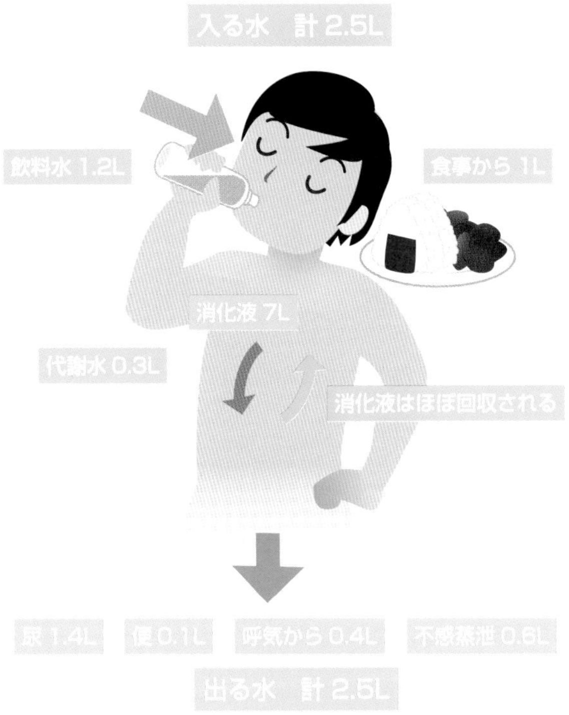
入る水　計2.5L
飲料水 1.2L
食事から 1L
消化液 7L
代謝水 0.3L
消化液はほぼ回収される
尿 1.4L
便 0.1L
呼気から 0.4L
不感蒸泄 0.6L
出る水　計2.5L

食欲と満腹感のしくみ

ポイント
- 空腹感と満腹感は視床下部の中枢で起こる
- 空腹感は血糖値の低下などで摂食中枢が刺激されて起こる
- 満腹感は血糖値の上昇などで満腹中枢が刺激されて起こる

人は空腹感と満腹感で食行動を起こす

人は空腹を感じると「何か食べよう」と思って食べ物を入手するための行動を起こします。食べて満腹を感じると「もう終わり」と箸を置きます。この空腹感と満腹感は脳の視床下部にある食欲の中枢が起こしていて、2つはシーソーのような関係にあり、片方が活発になるともう片方が抑制されるしくみになっています。

これらの中枢を活発にしたり抑制したりするのは主に血液中のグルコース濃度（血糖値）と脂肪酸濃度です。

血糖値と血中脂肪酸濃度がカギ

食事から時間がたつとグルコースが消費されて血糖値が下がってきます。するとグルコースのかわりになるエネルギー源を全身に供給するため、皮下脂肪が分解されて脂肪酸が血液中に出てきます。これらの変化が視床下部の摂食中枢を刺激して活発にし、空腹感が起こります。

食事をすると血糖値が上昇し、脂肪酸濃度は低下します。これらの変化は視床下部の満腹中枢を刺激して活発にし、満腹感を起こします。また、血糖値が上昇すると膵臓のランゲルハンス島から血糖値を下げる働きをするインスリンが分泌されますが、インスリンは脂肪細胞を刺激してレプチンというホルモンを分泌させる働きもあります。そしてこのレプチンには摂食中枢を抑制する作用があり、その結果、食欲が低下します。さらに食べて胃が膨らんだことを胃壁のセンサーがキャッチすると、その情報が摂食中枢に届き、摂食中枢が抑制されて食欲が抑えられます。

試験に出る語句

摂食中枢
脳の視床下部にある。血糖値の低下や血中脂肪酸濃度の上昇で刺激され、空腹感を起こす。

満腹中枢
脳の視床下部にある。血糖値の上昇や血中脂肪酸濃度の低下で刺激され、満腹感を起こす。脂肪細胞から出るレプチンや、胃壁が引き伸ばされたことも刺激になる。

キーワード

視床下部
脳の中心部の間脳にある。自律神経系をコントロールし、内分泌系とも連携している。

メモ

食欲には視覚や嗅覚なども関係あり
食欲には中枢が起こす空腹感や満腹感だけでなく、視覚や嗅覚でおいしそうと感じることや、楽しさや気分なども深く関係している。

空腹感・満腹感が生じるしくみ

空腹感

血糖値が下がると、皮下脂肪が分解されて血中脂肪酸濃度が上がる。この血糖値と血中脂肪酸濃度が変化したという情報が視床下部の摂食中枢に届くと空腹感が生じ、人は食べるための行動を起こす。

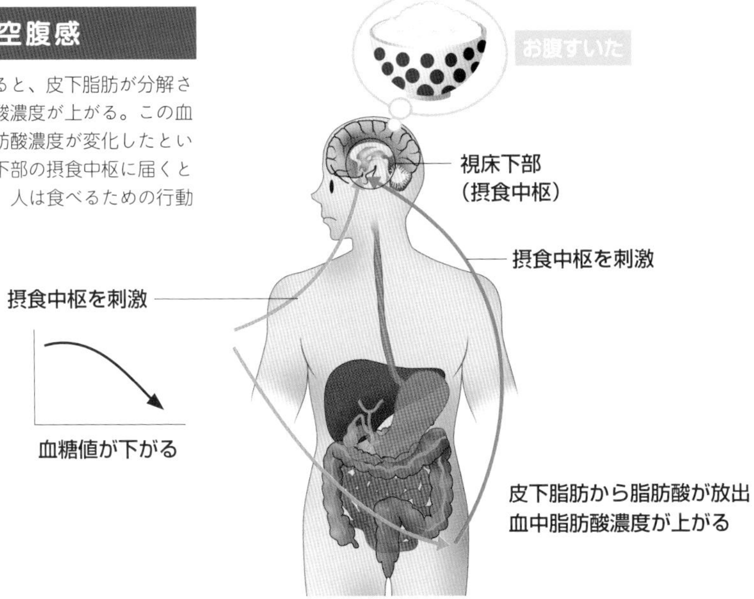

満腹感

食べて血糖値が上がったという情報と、胃が膨れたという情報は、視床下部の満腹中枢を刺激し、満腹感を引き起こす。また、血糖値の上昇によってインスリンが分泌されると、それが脂肪細胞を刺激してレプチンを分泌させ、レプチンが摂食中枢を抑制する。

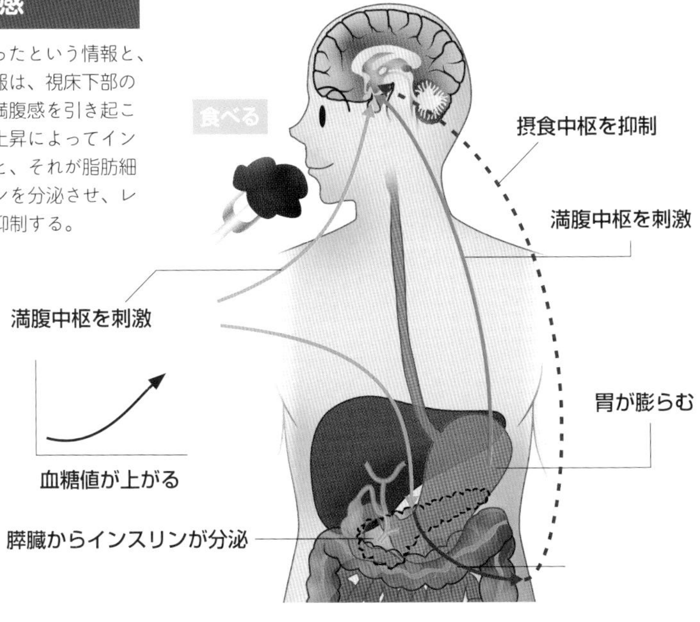

コラム

スポーツ栄養学の発達と実践

トップアスリートがベストパフォーマンスを実現するためにはどんな栄養をどのように摂取すればよいか。または成長期にあるジュニア選手が、健康な体づくりをしながらパフォーマンスの向上をはかるためにはどのような栄養管理が必要なのか。そういった分野の研究や実践を行う分野がスポーツ栄養学です。

強い体をつくるにはどんな栄養が必要かといった試行錯誤は世界中で古くから行われていたようですが、科学的な研究や論文は1950年前後から見られるようになったといわれています。また1980年前後にアメリカを発端に日本でも起こったフィットネスブームを背景に、健康とスポーツと栄養に関する研究も活発になり、研究論文だけでなく一般のスポーツ愛好家向けの実用書などの発刊も増えていきました。日本でスポーツ栄養という言葉が使われるようになったのは1990年頃のことです。スポーツ栄養学は比較的新しい学問で、日々発展している分野です。

例えばマラソンなどの持久性運動の試合前に、そのエネルギー源となるグリコーゲンを筋肉に蓄積させるカーボ・ローディングという方法があります。以前は、試合の数日前までに筋肉内のグリコーゲンを使いきってから、試合直前まで高炭水化物の食事をするという方法がとられていました。しかし現在では、数日前までは通常のバランスのとれた食事をし、筋肉内のグリコーゲンを使い切るようなことはしない方法が主流になっています。このような理論の変遷も世界中で行われている研究の成果によるものですが、必ずしも古い方法がまったくダメとは限りません。栄養学や食事については、常に対象になる人の体質や体調、疾患や怪我の有無、食べ物の好みなどを考慮する必要があります。Aさんには最適な方法でもBさんには合わないということもあるので、柔軟に応用すべきです。

またアスリートの場合、通常の食事だけでは不足しがちな栄養をサプリメントで摂取することがあります。その際はそのサプリメントがドーピング違反にならないか、十分に注意して選択するようにしましょう。

第５章

消化器に起こる症状

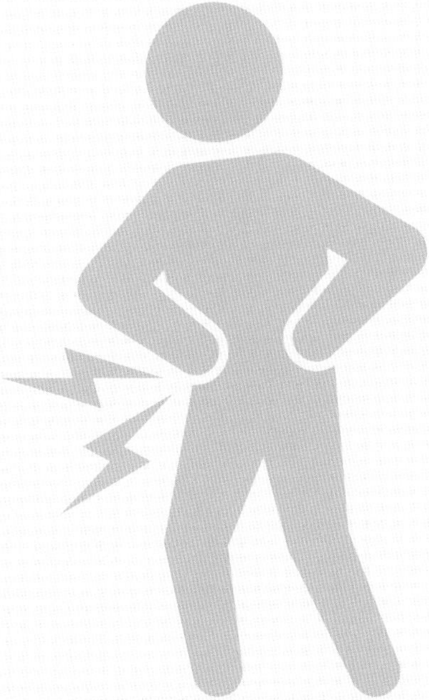

腹痛と関連痛

ポイント
- 腹痛の部位で消化器の病気をある程度推定できる
- 痛む場所が不明確な内臓痛とはっきりわかる体性痛
- 内臓痛とともに離れた場所が痛む関連痛

痛み方がわかると病気が推定できる

腹痛は消化器系の症状としてもっともよく経験するものです。お腹のどこが痛むのか、どんなふうに痛むのかがわかると、ある程度病気を推定できるのが腹痛の特徴です。

腹痛の部位は右ページの図のように区分して考えます。おおよそその場所にある臓器の異常が疑われるほか、虫垂炎の上腹部痛など特徴的に離れた場所が痛むものもあります。例えば、みぞおちの痛みは胃・十二指腸潰瘍や膵炎など、おへその周辺の痛みは急性胃腸炎など、右上腹部の痛みは胆のう炎や胆石症などが考えられます。

神経学的に内臓痛、体性痛、関連痛に分類

腹痛は、内臓痛、体性痛、関連痛に分類することができます。内臓痛は痛い場所をピンポイントで示すことができないもので、重苦しいような鈍痛や、強い痛みが繰り返し襲ってくる疝痛などとして現れ、吐き気や冷や汗などをともなうこともあります。消化管の過伸展やけいれん、炎症や虚血などが原因です。また臓器が急に腫れて被膜が引き伸ばされた場合も内臓痛が起こります。

体性痛は痛む場所がはっきりわかる鋭い痛みで、痛みが持続するのが特徴です。消化器自体ではなく、その周辺の腹膜や腸間膜、または横隔膜が引っ張られたり圧迫されたり、炎症が起きたりすることが主な原因です。

関連痛は、内臓痛にともなって離れた場所が痛むものです。強い内臓痛が脊髄に伝わったとき脊髄で近くの神経が刺激され、その支配域も痛いと感じてしまうものです。

試験に出る語句

内臓痛
腹部内臓の過伸展や炎症などが原因。痛む場所をピンポイントで示すことができない。鈍痛や疝痛などとして現れる。

体性痛
痛む場所が明確。腹膜や腸間膜などが引っ張られることやそれらの炎症などが原因。体を動かすと痛みが増すのが特徴。

関連痛
強い内臓痛にともなって、そこと離れた場所が痛むもの。痛みの情報が脊髄に伝わったとき、近くの神経を刺激して生じる。

キーワード

脊髄
脳の下に続く中枢神経。脳と全身との情報を中継する。

メモ

腹痛は消化器の病気とは限らない
腹痛は消化器の異常が原因であることが多いが、腎臓や尿管、生殖器などの病気でも起こることがある。

腹痛の部位と疾患

腹痛は、どこがどのように痛むかである程度病気を推定できる。痛みは測定できず、他人にはわからないので、痛みをどれだけ詳しく的確にとらえられるかが病気の診断を左右する場合がある。

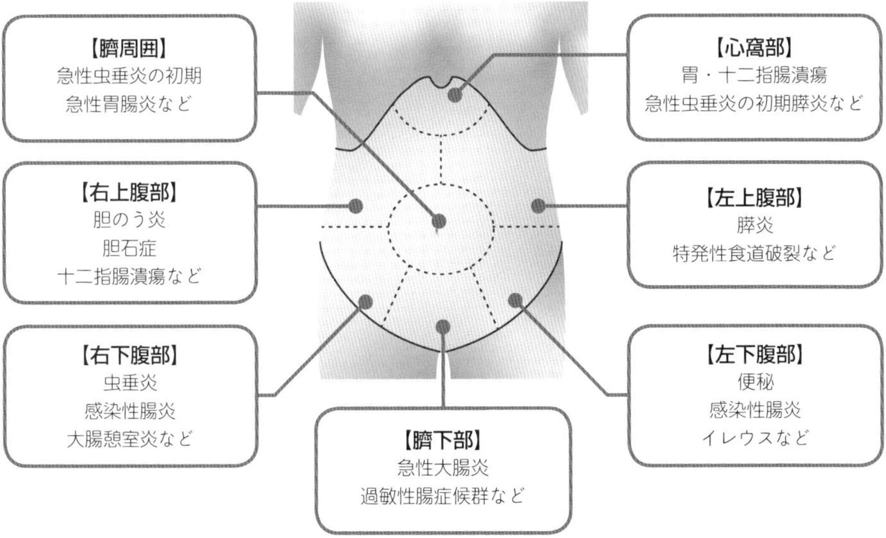

腹痛の分類

腹痛は内臓痛と体性痛、関連痛に分けられる。

内臓痛

- 痛む場所がはっきりしない鈍痛、疝痛、吐き気や冷や汗をともなうこともある
- 消化管が過伸展したり異常に収縮したりすることで起こる

体性痛

- 痛む場所がはっきりわかる鋭く持続する痛み
- 腹膜や腸間膜、横隔膜などが引っ張られたり、炎症が起きたりして痛む

関連痛

- 内臓痛にともなって、そこから離れた場所が痛むもの
- 脊髄で痛みの伝達が混線するために起こる

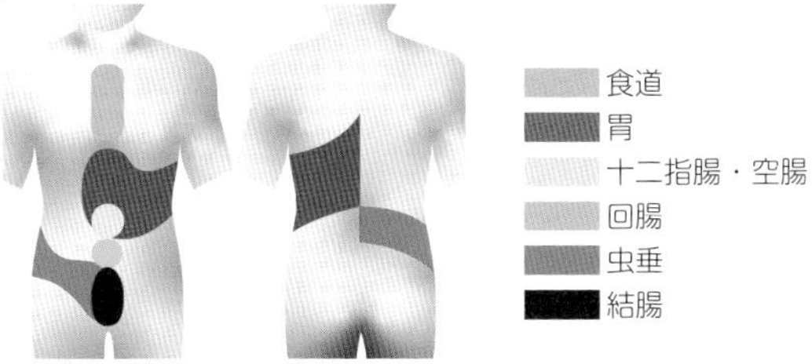

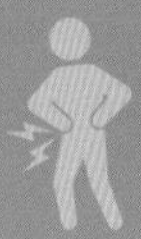

便秘

ポイント
- 便秘とは排便回数が減り、便が硬く出にくい状態
- 器質的便秘は腫瘍などで便の通過に障害が起きたもの
- 機能的便秘は生活習慣の問題が主な原因

便秘とは便が硬くて出にくいこと

排便の回数が少なくなり、便（うんこ）が硬く出にくくなり、お腹がはったり腹痛が生じたりした状態を便秘といいます。日数については特に決まりはなく、例えば丸2日排便がなくても、硬い、出にくい、痛いなどの問題がなければ便秘とはいいません。

便秘は器質性便秘と機能性便秘に分けることができます。器質性便秘とは、腸に腫瘍や狭窄があって便が通過しにくくなって起こる便秘のことです。機能性便秘は、器質的な問題がない便秘で、多くの場合、生活習慣に何らかの問題があります。

生活習慣が主な原因の機能性便秘は予防できる

機能性便秘にはいくつかのタイプがあります。極端な小食か、偏食で食物繊維の摂取が足りないために起こる食事性便秘は、食生活の改善によって解消できる可能性があります。度重なる便意の我慢、便秘薬や浣腸の乱用などは直腸性便秘を引き起こします。この場合は便意を我慢しないこと、常に生活時間に余裕をもってトイレに行く時間をとるようにすることが大切です。

運動不足などで大腸が刺激されず、腹筋が弱くて腹圧がかけられないことなどが原因の弛緩性便秘は、食生活の改善とともに適度な運動が予防になります。ストレスや過敏性腸症候群などで大腸がけいれんした状態になって便が通過しづらくなるけいれん性便秘は、ストレス対策だけでなく、原因となる病気によっては適切な服薬治療が必要です。

試験に出る語句

便秘
排便回数の減少、便が硬く出にくい、お腹のはりや腹痛があるなどの状態。排便がない日数については決まりがない。

器質性便秘
腫瘍や狭窄などがあり、便が通過できないことによる便秘。

機能性便秘
便意の我慢、食事や運動などの生活習慣の問題などが原因で起こる便秘。食事性、直腸性、弛緩性、けいれん性に分けられる。

キーワード

狭窄
消化管など、管状の部分が狭くなっていること。

メモ

便秘は重大な病気が原因のこともある
便秘は日常的によくある症状で、多くは生活習慣が原因になっているが、腫瘍や深刻なストレスなど重大な病気が原因になっていることがあるので、軽視しないことが大切である。

便秘の原因による分類

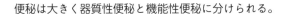

便秘は大きく器質性便秘と機能性便秘に分けられる。

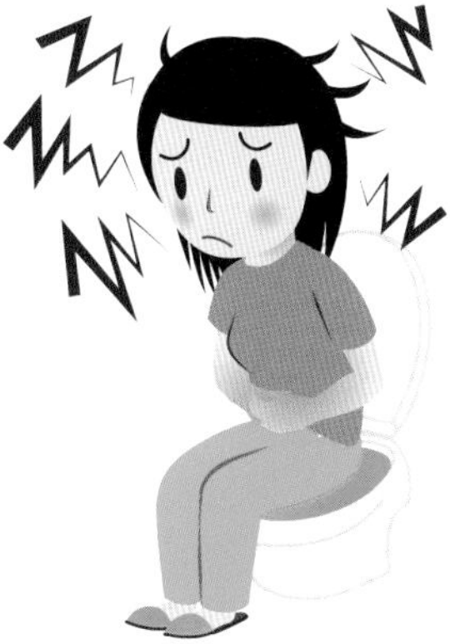

器質性便秘

- 腫瘍や炎症などで大腸に狭窄があり、便が通過しにくくなって起こる便秘
- 原因となる病気の治療が必要

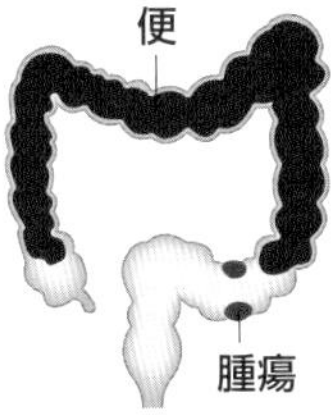

機能性便秘

食事性便秘

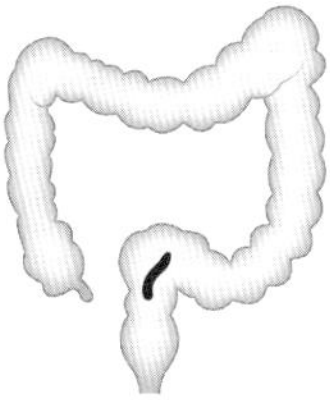

- 食物繊維の摂取が少ない、極端な少食などが原因
- 食生活の改善が必要

直腸性便秘

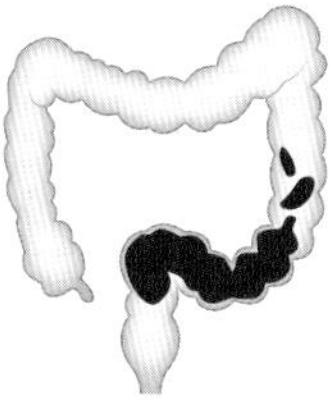

- 度重なる便意の我慢、便秘薬や浣腸の乱用などが原因
- トイレに行く時間的余裕をつくること

弛緩性便秘

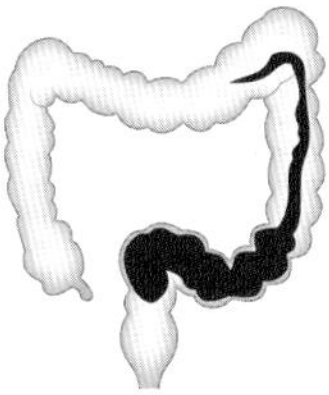

- 運動不足や腹筋の筋力低下などが原因
- 食生活の改善と適度な運動が必要

けいれん性便秘

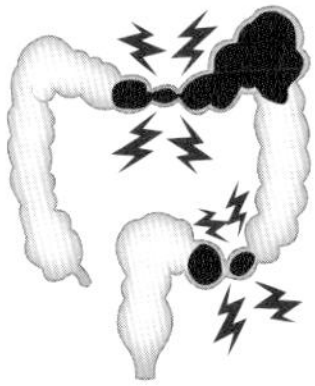

- ストレスや過敏性腸症候群などで大腸がけいれんするのが原因
- ストレス管理、または原因疾患の治療が必要

Athletics Column

適度な運動習慣で便秘を予防・改善しよう

1日中座りっぱなしでいると、腹部を曲げたり伸ばしたりひねったりするような動作をしないため腸が刺激されず、また体がドスンと落ちるような刺激も加わらないので、腸の動きや便の進みが悪くなって便秘になりがちです。適度な運動習慣は腸を刺激し、代謝を活発にして、便秘の改善に役立ちます。また運動によってストレスが解消されれば、ストレスが原因になるけいれん性便秘の予防にも役立ちます。

下痢

ポイント
- 下痢とは水分が多い便が頻回に出ること
- 急性の下痢は感染性と非感染性に分けられる
- 下痢をしたときは脱水の予防と改善が重要

急性の下痢と慢性の下痢

下痢は、水分が多い便が頻回に出る状態です。下痢は、急性の下痢と慢性の下痢に分けて考えます。

急性の下痢は感染性と非感染性に分けられます。感染性の下痢としては、冬に流行するノロウイルスによる大腸炎、生の鶏肉によるカンピロバクター感染症といった食中毒が代表的です。食中毒にはサルモネラ菌や腸管出血性大腸菌による細菌性の大腸炎、A 型肝炎ウイルスによるもののほか、アニサキスなどの寄生虫によるものがあります。

非感染性の下痢には薬剤性の下痢、食物アレルギー、乳糖不耐症などのほか、脂質のとりすぎや暴飲暴食によって起こるものもあります。

慢性の下痢は、過敏性腸症候群 (P.166参照)、クローン病、潰瘍性大腸炎、大腸がん (P.168参照)、内分泌腫瘍などが原因のことがあり、適切な治療が必要です。

脱水状態の予防と改善が重要

下痢の治療の基本は、腸を休めるための絶食と点滴による栄養・水分の補給です。下痢をすると水分やミネラルが吸収されずに出て行ってしまい、脱水状態になります。腸を休めるため食事は避けたほうがよいうえ、吐き気をともなうことも多く、経口摂取による補給は困難です。

下痢は、腸の中身を体から早く出したいために起きていると考えることができ、自己判断で下痢止め薬を使うのは望ましくありません。ひどい下痢の場合は早めに医師の診察を受け、適切な治療を行うことが大切です。

試験に出る語句

下痢
水分の多い便が頻回に出ること。急性と慢性に分けられる。さらに急性の下痢は、感染性と非感染性に分けられる。日常的には急性感染性下痢に分類されるノロウイルスによる大腸炎など食中毒によるものが多い。

キーワード

ノロウイルス
二枚貝などに多いウイルス。少量のウイルスで感染し、ひどい下痢を起こす。冬に流行する。

カンピロバクター感染症
鶏肉や鶏レバーなどにいる細菌で、肉を生のまま食べると感染し、下痢を引き起こす。感染後にギランバレー症候群を起こすことがある。しっかり火を通せば予防できる。

メモ

水分の多い便が出る場合
1～2回、水様便や泥状便のようなゆるい便が出ても、それ以降、排便が止まり、腹痛や発熱などの症状がなければほぼ心配はいらない。

下痢の分類

下痢は急性と慢性に分けられる。急性の下痢には感染性と非感染性がある。

急性の下痢

感染性の下痢

ノロウイルス、カンピロバクター、サルモネラ菌、腸管出血性大腸菌、A 型肝炎ウイルス、アニサキスなどの感染による下痢

非感染性の下痢

薬剤性の下痢、食物アレルギー、乳糖不耐症、脂質のとりすぎや暴飲暴食などによる下痢

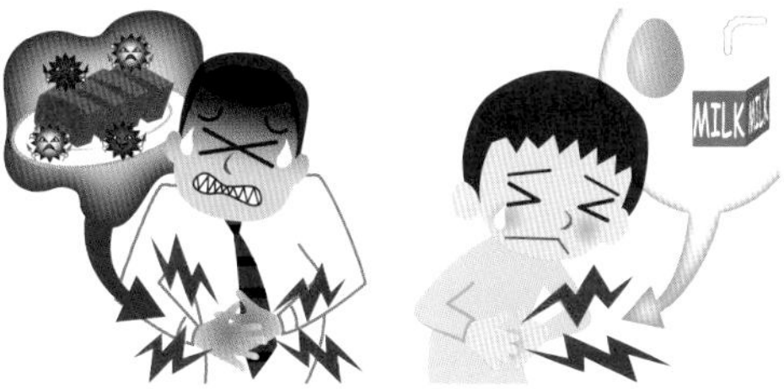

慢性の下痢

下痢や下痢気味の状態が続くもの。 過敏性腸症候群、クローン病、潰瘍性大腸炎、大腸がん、内分泌腫瘍などが原因となる

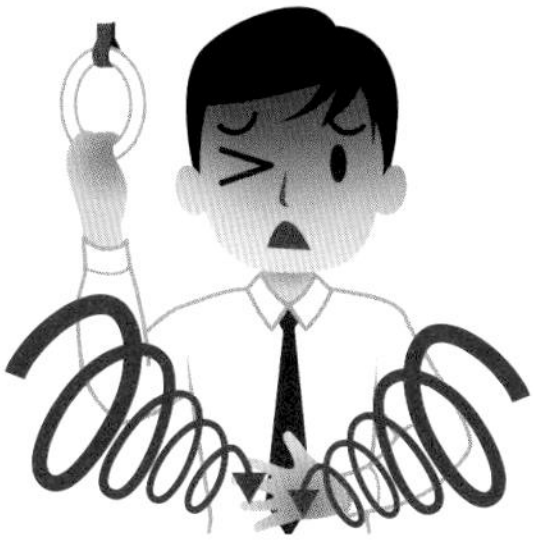

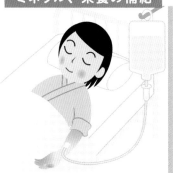

下痢の治療の基本

ひどい下痢をしたときは、腸を休めるため絶食にする。経口摂取ができないので、下痢で失われた水やミネラル、必要な栄養を点滴で補給する。

絶食

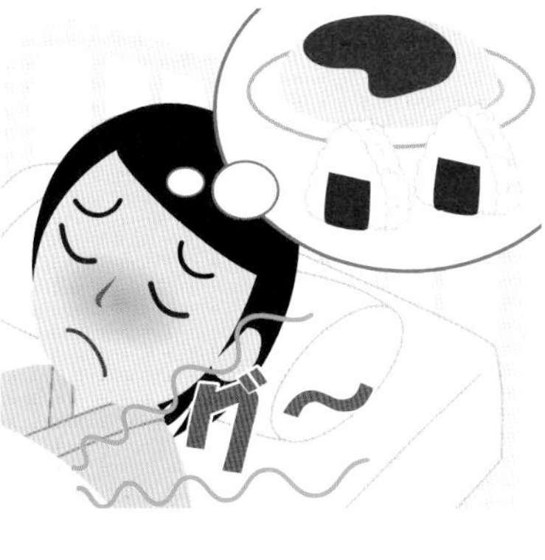

点滴による水分、ミネラル、栄養の補給

吐き気・嘔吐

ポイント
- 嘔吐は胃の中身を吐き出すこと。吐きそうな状態が吐き気
- 有害物質などにより嘔吐中枢が刺激されて起こる反射性嘔吐
- 脳圧亢進や抗がん薬などによって起こる中枢性嘔吐

反射性嘔吐と中枢性嘔吐がある

胃の中身や、ひどい場合はその先の十二指腸の中身を吐き出すのが嘔吐で、吐きそうな状態が吐き気です。通常、消化管の中身は口から肛門に向かう一方通行ですが、嘔吐では逆行することになります。

体に有害なものが胃に入ったときや、食べすぎて胃が過剰に膨らんだときなどに起こる嘔吐は、脳の延髄にある嘔吐中枢で嘔吐反射が起こることによるもので、反射性嘔吐といいます。乗り物酔いやめまいにともなう嘔吐も反射性嘔吐です。

脳卒中などによる頭蓋内圧亢進、脳の感染症、抗がん薬などの薬剤、強い精神的ストレスやひどいにおいなどによって起こる嘔吐は、嘔吐中枢が直接刺激されて起こるもので中枢性嘔吐といいます。

横隔膜と腹筋が収縮、胃が逆蠕動

反射性嘔吐は、胃の粘膜にある化学受容器が有害な化学物質を感知したり、胃の壁の伸展受容器が過剰に膨らんだ胃を感知したりして、その情報が嘔吐中枢に届けられると起こる嘔吐反射によって起こります。

嘔吐反射が起きると、まず迷走神経の伝達によって声門が閉じられ、下部食道括約筋が開きます。また横隔神経の伝達によって横隔膜と肋間筋が、肋間神経の伝達によって腹直筋が急に強く収縮して腹圧が高まり、さらに迷走神経の伝達によって胃に逆蠕動が起きて、胃の中身が一気に吐き出されます。

試験に出る語句

嘔吐中枢
脳の延髄にある。胃の化学受容器や伸展受容器などからの情報で刺激され、嘔吐反射が起きて嘔吐が起こる。

嘔吐反射
有害物質が胃に入ったり、胃が過伸展を起こしたりしたことが嘔吐中枢に届くと起こる。消化管や腹筋などに指令を出して嘔吐を起こす。

キーワード

頭蓋内圧亢進
脳出血や脳腫瘍、髄液の循環の異常などによって頭蓋骨の中の圧が高まった状態。嘔吐が主な自覚症状の1つ。死亡することがある。

化学受容器
胃の粘膜にある、胃に入ってきた有害な化学物質を感知するセンサー。

伸展受容器
胃の壁にある、胃の壁が引き伸ばされたのを感知するセンサー。

嘔吐のメカニズム

嘔吐には嘔吐中枢で嘔吐反射が起こる反射性嘔吐と、直接嘔吐中枢が刺激されて起こる中枢性嘔吐がある。それぞれの起こるメカニズムは以下の通り。

反射性嘔吐

胃の受容器が有害物質や胃壁の過伸展を感知し、その情報が延髄の嘔吐中枢に伝わると嘔吐反射が起こる。

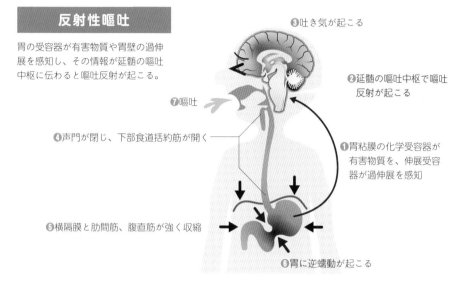

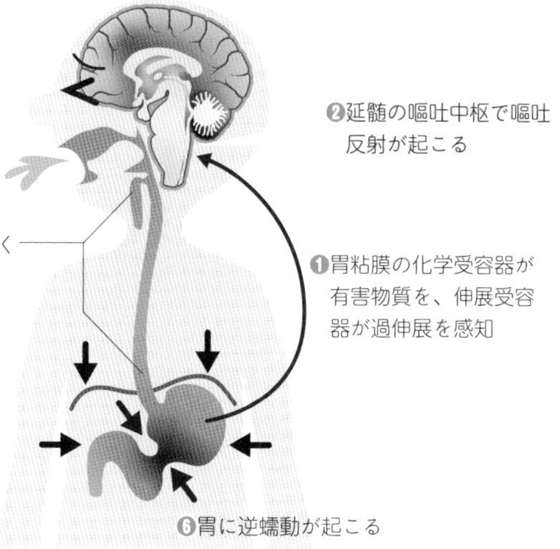
❸吐き気が起こる
❷延髄の嘔吐中枢で嘔吐反射が起こる
❼嘔吐
❹声門が閉じ、下部食道括約筋が開く
❶胃粘膜の化学受容器が有害物質を、伸展受容器が過伸展を感知
❺横隔膜と肋間筋、腹直筋が強く収縮
❻胃に逆蠕動が起こる

中枢性嘔吐

頭蓋内圧亢進や抗がん薬の作用、強いストレスやひどいにおいなどが嘔吐中枢を直接刺激して嘔吐が起こる。

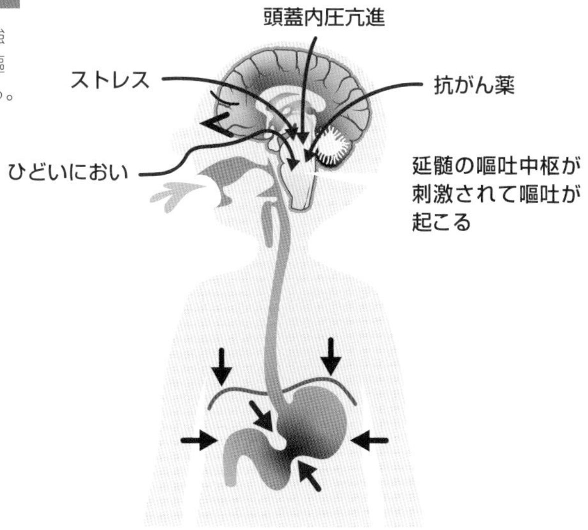
頭蓋内圧亢進
ストレス
抗がん薬
ひどいにおい
延髄の嘔吐中枢が刺激されて嘔吐が起こる

おなら

ポイント
- おならの元は飲み込んだ空気と腸内で発生したガス
- 胃からの酸性の糜粥が中和されるときにガスが発生する
- 臭いにおいは悪玉腸内細菌が発生させるにおい

飲み込んだ空気と腸内で発生したガスがおならの元

おならは肛門から出るガスです。誰でも1日に何度かおならをします。個人差もありますし、やけに多く出る日やひどいにおいがする日もあるものです。おならの元は、飲み込んだ空気と消化管の中で発生したガスです。

飲食物などと一緒に飲み込んだ空気は、多くがげっぷとして出て行きますが、一部は腸へと進んでいきます。そこに胃からの酸性の糜粥に十二指腸でアルカリ性の消化液が注がれて中和されるときに発生するガスや、腸内細菌が発酵や腐敗を起こすことで発生するガスが加わります。ただしそれらのすべてがおならになるわけではなく、腸内のガスのほとんどは血液中に吸収され、おならになるのは10％程度といわれています。

臭いおならと臭くないおなら

おならはその大半が窒素で、酸素、二酸化炭素、水素、メタンを少量ずつ含みます。これらのガスは無臭です。あの臭いにおいはウェルシュ菌などの悪玉の腸内細菌が発生させるもので、硫化水素、二酸化硫黄、インドール、スカトールなどのにおいです。肉やにんにく、ニラ、ネギなどを多く食べたときや、便秘で腸内の通過時間が長くなったときなどはより臭くなります。また、下痢のときも腸内細菌のバランスが崩れて異常な発酵が起きるため、変なにおいになることがあります。

ヨーグルトなどの乳酸菌食品や食物繊維の摂取、適度な運動などで腸の健康を保つとにおいを低減できます。

試験に出る語句

おなら
肛門から出るガスのこと。飲み込んだ空気と腸内で発生したガスのうち、血中に吸収されなかったものが肛門から出る。

キーワード

発酵と腐敗
両者に大きな違いはない。いずれも細菌やカビなどの微生物が何かの物質を分解すること。人に有用なものを発酵、有害なものを腐敗という。

ウェルシュ菌
人の腸内にいる。臭いにおいのガスを発生させたり、下痢などの問題を起こしたりする。悪玉菌と呼ばれる。

メモ

食物繊維もとりすぎに注意
食物繊維は一部の腸内細菌が分解するので、とりすぎるとガスが発生し、おならが多くなる可能性がある。

おならが出るしくみ

おならは、食べ物などといっしょに飲み込んだ空気、消化液の作用で発生するガス、腸内細菌が発生するガスが元になる。大半はげっぷで出たり、腸で吸収されて呼気に出たりする。おならになるのは10%程度。

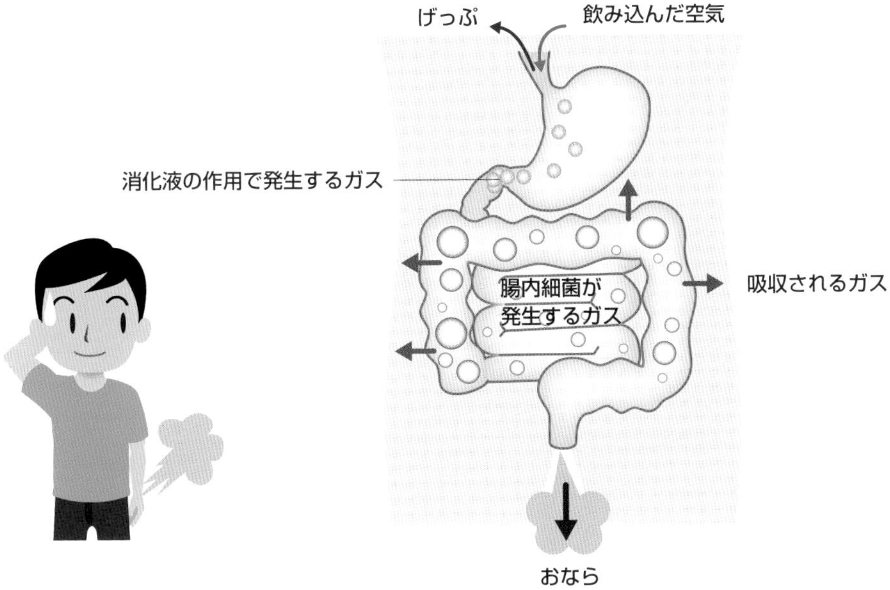

おならが臭くなる原因

- 便秘
- 肉ばかり食べる
- 野菜を食べない
- ニラやネギ、にんにくなどのにおいの強い野菜の食べすぎ
- 腸内細菌叢のバランスが悪い（食生活の問題やストレスなど）
- 下痢　など

消化管出血

ポイント
- 上部消化管の出血は口から出ると吐血、肛門から出ると下血という
- 下部消化管からの出血が肛門から出たものを血便という
- 吐血や血便は消化管の潰瘍や炎症、がんなどが考えられる

吐血と下血は食道、胃、十二指腸までの出血

血を吐いたり、嘔吐物に血液が混ざっていたりするものを吐血といいます。咳とともに口から血が出るのは吐血ではなく喀血で、気道からの出血が原因です。喀血は血液の色があざやかで気泡や痰などが混ざるのが特徴です。

吐血は、食道から胃、十二指腸くらいまでのどこかで出血したことを示しています。食道までの出血はあざやかな赤ですが、胃からの出血は胃で一定時間滞在している間に酸で変性し、赤から黒褐色へ、さらにコーヒー残渣様に変色します。吐血を起こす病気として頻度が高いのは、胃・十二指腸潰瘍や急性胃粘膜病変などです。

下血は肛門から黒色便（タール便）を排泄することです。食道から胃、十二指腸あたりから出血したことが考えられます。

血便は小腸または大腸からの出血

肛門から鮮血を出血するのが血便です。便に赤い血液がついている場合は痔の可能性があり、多量の血液が出たり、便と赤い血液が混じっていたりする場合は小腸や大腸からの出血が疑われます。

血便を起こす病気には、消化管のどこかの潰瘍やがん、ポリープ、赤痢アメーバやカンピロバクターなどによる感染性大腸炎などがあります。また慢性疾患の潰瘍性大腸炎やクローン病、腸壁から外に小さい部屋が飛び出してしまう憩室という病気なども血便を起こします。

試験に出る語句

吐血
消化管から出血した血液を口から吐くこと。食道や胃、十二指腸くらいまでの出血が考えられる。胃での出血が胃酸で変性すると黒褐色からコーヒー残渣様の色になる。

下血と血便
消化管から出血した血液が肛門から出るもの。肛門に近い場所での出血は鮮紅色に、遠くなるほど暗い色になり血便と呼ばれる。胃などの上部消化管からの出血は黒く、下血または黒色便（タール便）と呼ばれる。

キーワード

喀血
気道のどこかの出血が咳とともに口から出るもの。気泡や痰が混ざる。

コーヒー残渣様
コーヒー残渣とはレギュラーコーヒーをいれたときの残りカスのこと。胃からの吐血がコーヒー残渣のように見えるもの。

吐血と血便の原因疾患

吐血は血を嘔吐すること、下血は黒色便（タール便）を排泄することで、食道から十二指腸くらいまでの消化管出血が原因。血便は小腸から肛門までの出血が排泄されることをいう。

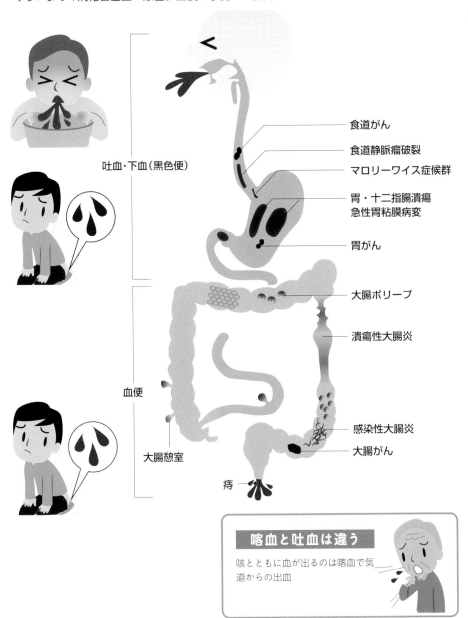

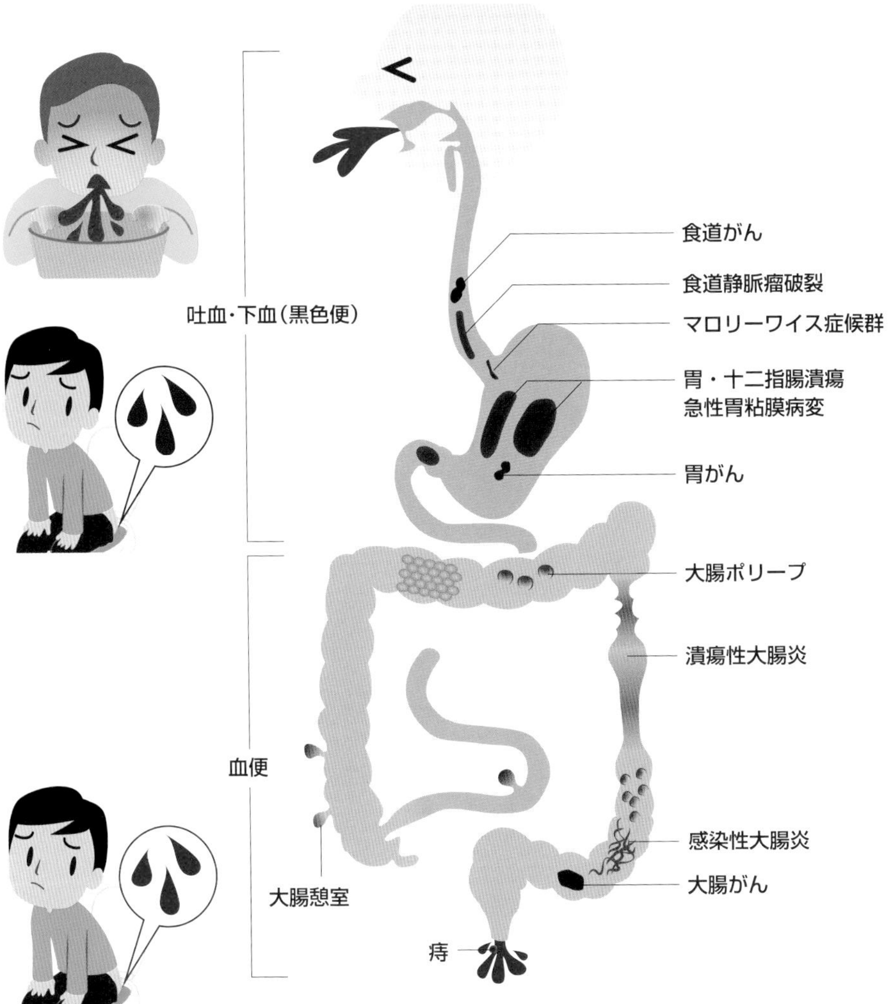

喀血と吐血は違う

咳とともに血が出るのは喀血で気道からの出血

黄疸

ポイント
- 全身の皮膚や白目が黄色くなり、体がかゆくなる
- 黄色いビリルビンが血液中に増えるのが原因
- 肝前性、肝性、肝後性に分けられる

全身の皮膚や白目が黄色くなる

全身の皮膚や目の白目の部分（結膜）が黄色くなるのが黄疸です。何らかの原因で黄色いビリルビンの血中濃度が上昇することが原因です。黄疸にともなって皮膚がかゆくなったり、尿が褐色になったり、便が白くなったりすることがあります。

ビリルビンは胆汁の成分で、赤血球の中のヘモグロビンをリサイクルしたものです。古くなった赤血球が脾臓などで壊され、中のヘモグロビンが取り出されて間接ビリルビンになります。間接ビリルビンは肝臓に運ばれて直接ビリルビンになり、胆汁になって肝管、胆のう、総胆管を経て十二指腸に出て行きます。黄疸は、このプロセスのどこかで異常が起きることで発症します。

間接ビリルビンと直接ビリルビンの割合が重要

黄疸はビリルビンの生成から排泄までのどこに問題があるかで肝前性、肝性、肝後性に分類されます。血液中のビリルビンは、肝前性では間接ビリルビンが、肝性と肝後性では直接ビリルビンのほうが高くなります。

肝前性黄疸は、赤血球が大量に壊れて間接ビリルビンが過剰にできるのが原因と考えられ、溶血が疑われます。肝性黄疸はビリルビン代謝の生まれつきの問題、肝細胞でできた胆汁が肝小葉で毛細胆管に出るところの障害、肝内胆管のどこかの閉塞などが考えられます。肝後性黄疸は、肝臓を出たあとの胆管がどこかでつまっている可能性があります。

試験に出る語句

黄疸
血液中のビリルビン濃度が上昇し、全身の皮膚や目の白目が黄色くなる。溶血や肝炎、胆道の閉塞などが疑われる。

肝前性、肝性、肝後性
血液中のビリルビン濃度が高くなる原因がどこにあるかによって分類するもの。肝前性は溶血、肝性は肝炎など、肝後性は胆道の閉塞などが考えられる。

キーワード

間接ビリルビン
脾臓でヘモグロビンを代謝してできるビリルビン。非抱合型ともいう。肝臓でグルクロン酸抱合する前のビリルビン。

直接ビリルビン
肝臓でグルクロン酸抱合の処理が済んだビリルビン。胆汁中に出るもの。

抱合型・非抱合型
グルクロン酸抱合という化学的処理がされているかいないかという意味。グルクロン酸抱合は肝臓が行うもので、処理の結果水溶性のものに変化する。

黄疸の分類

黄疸は血液中にビリルビンが増えることで起こる。ビリルビンの生成と分泌のプロセスのどこに問題があるかで、肝前性、肝性、肝後性に分類できる。

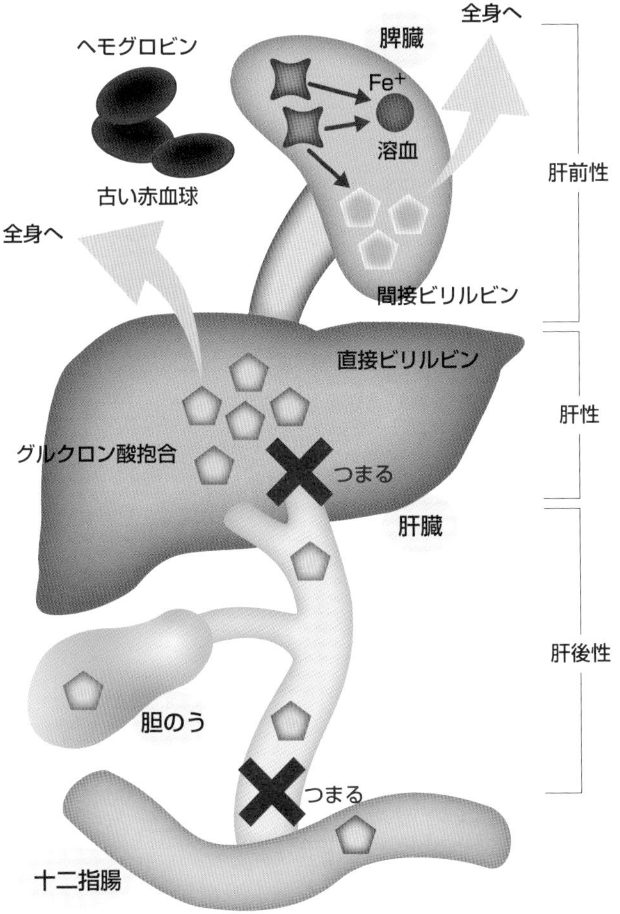

COLUMN みかんの食べすぎで黄色くなるのは黄疸ではない

みかんを食べすぎると手のひらや足の裏などが黄色くなることがあります。これはみかんに含まれる黄色いカロテノイド色素が皮膚にたまる柑皮症です。肝臓の病気による黄疸とは違い、目の白目が黄色くなることはありません。別の病気があって柑皮症になりやすい場合を除き、基本的には無害で、みかんを過剰に食べるのをやめれば治ります。

コラム

内視鏡の発達と消化管疾患の早期発見・早期治療

消化管の病気の早期発見には、細い管の先についたカメラで消化管の中を観察する内視鏡が欠かせません。内視鏡の発達とともにがんなどもより早期に発見できるようになり、死亡率の低減に大きく寄与しています。

内視鏡のようなものはなんと紀元1世紀ローマ時代の遺跡からも発掘されているそうです。しかし現代の内視鏡へと発展するもとになった機器がつくられたのは19世紀。まっすぐな金属の管を使ったもので、直腸や尿道、耳、口腔などの観察を行った記録が残っているとか。内視鏡は英語で「endoscope」といいますが、この名前が登場したのも19世紀の中頃のことです。とはいうものの、この当時の機器は病気の診断が可能なほど実用的なものとはいえなかったようです。

1950年、日本の大学病院と民間の光学機器メーカーが協力し、医療用内視鏡の開発に着手しました。試行錯誤の末に完成したのは、曲げることができる管の先に豆ランプとレンズがついていて、手元でシャッターを切って小さい白黒のフィルムに写真を撮る胃カメラでした。

内視鏡の性能を一気に向上させたのは1960年代にアメリカで開発されたグラスファイバーです。どんなに曲げても端から端まで光が届くグラスファイバーを内視鏡に応用したことで、医師はリアルタイムで消化管のなかを観察できるようになったのです。

そしてさまざまな分野の技術革新を背景に内視鏡は、より細く、画像は鮮明に、静止画から動画の記録が可能となり、操作性も向上し、胃だけでなく十二指腸や大腸、気管支などの検査にも応用されるようになりました。さらにはただ観察するだけでなく、先端からハサミや鉗子などを出して治療も行えるようになっていきました。

しかしこれらの内視鏡では空腸と回腸の観察はできませんでした。そこで登場したのが使い捨てのカプセル型内視鏡。飲み込むとカプセルが消化管の中を流れながら撮影していき、画像データを外部の受信機に飛ばします。最終的にカプセルは排泄されます。

第 6 章

消化器の代表的疾患

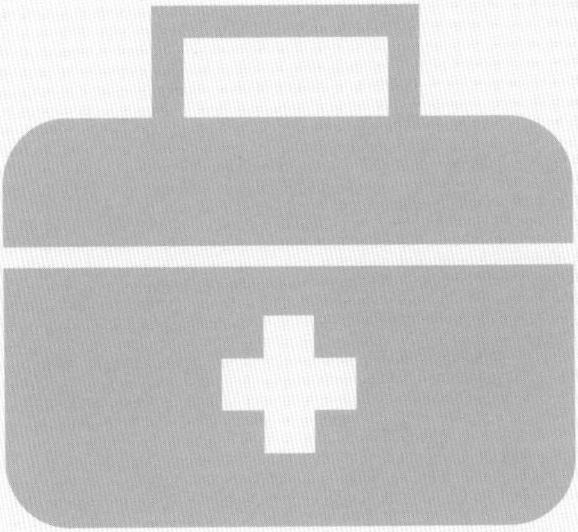

咽頭がん

ポイント
- 上咽頭がん、中咽頭がん、下咽頭がんに分けられる
- たばこ、アルコール、ウイルス感染が発症と関係あり
- 症状はのどの違和感や痛み、食べ物の通過障害など

危険因子はたばこ、アルコール、ウイルス感染

咽頭がんは口の奥の咽頭にできるがんで、上咽頭がん、中咽頭がん、下咽頭がんに分けられます。

原因としては、たばこやアルコール、ある種のウイルスの感染と関係があると考えられています。咽頭は気体も通るので、喫煙により咽頭粘膜が発がん物質を含むたばこの煙にさらされます。またアルコールは、アルコールそのものが粘膜を刺激するだけでなく、アルコールが代謝される途中でできるアセトアルデヒド（P.90参照）の影響も大きいといわれています。さらに咽頭がんの発症は、EBウイルスやヒトパピローマウイルス（HPV）の感染とも関係があります。

進行すると食べ物がのどを通りにくくなる

症状はがんの進行の程度やがんができる場所によって違います。早期は無症状か、のどに違和感を覚えたり痛みを感じたりする程度という場合も少なくありません。進行してくるとがんが咽頭の通過を妨げ、食べ物がのどを通りにくくなったり、息苦しく感じたりするようになります。上咽頭がんでは耳と鼻をつなぐ耳管（じかん）が圧迫されて耳がつまったように感じることがあり、下咽頭がんではがんが喉頭に広がって声がかすれることがあります。

治療は、がんの切除と抗がん薬の投与、放射線療法を単独で、または組み合わせて行います。手術によって食事や発声に影響が出ることがあり、切除した部分の再建や機能を回復させる治療・リハビリも重要です。

試験に出る語句

咽頭がん
咽頭にできるがん。部位によって上咽頭がん、中咽頭がん、下咽頭がんに分けられる。進行の度合いは腫瘍の大きさやリンパ節転移、肺や骨への転移の有無などで決められる。

キーワード

EBウイルス
学校において予防すべき伝染病の1つ。多くは無症状か風邪のような症状を起こす程度だが、発熱やリンパ節の腫れなどが続く伝染性単核症などを起こすことがある。

ヒトパピローマウイルス
子宮頸がんの原因として知られる。性行為で感染する。

咽頭がんの分類

咽頭がんは、がんができる場所によって上咽頭がん、中咽頭がん、下咽頭がんに分けられる。

上咽頭がん

男性に多い。鼻や耳の症状が出やすい。鼻出血、耳がつまった感じがする、滲出性中耳炎など。特にEBウイルスの感染と関係が深い。頸部リンパ節に転移しやすい。手術は難しく、放射線治療が中心。

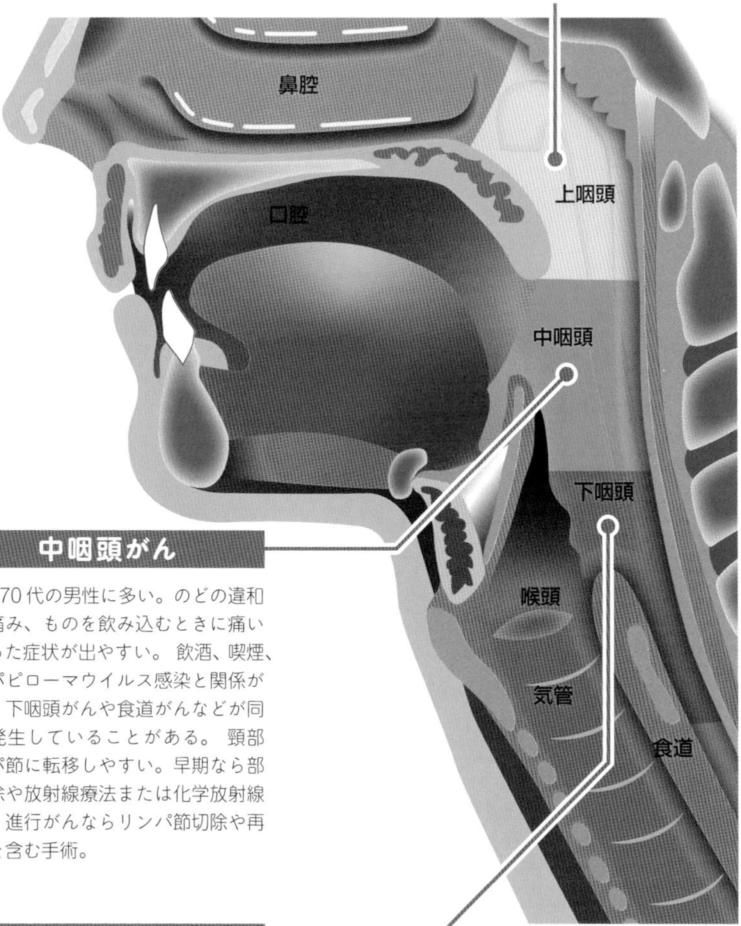

中咽頭がん

50～70代の男性に多い。のどの違和感や痛み、ものを飲み込むときに痛いといった症状が出やすい。飲酒、喫煙、ヒトパピローマウイルス感染と関係が深い。下咽頭がんや食道がんなどが同時に発生していることがある。頸部リンパ節に転移しやすい。早期なら部分切除や放射線療法または化学放射線療法、進行がんならリンパ節切除や再建術を含む手術。

下咽頭がん

部位によって男女差や要因に違いがある。多いのは喉頭との境目付近にできるもので、男性は飲酒がリスク。後壁にできるものは高齢男性に多い。咽頭の前壁にできるものは女性に多い。進行すると、ものが飲み込みにくい、声がかすれる（嗄声）などの症状が出る。早くからリンパ節に転移する。早期なら化学放射線療法や部分切除、進行がんではリンパ節切除や再建術を含む手術か化学放射線療法。

逆流性食道炎・胃食道逆流症

ポイント
- 胃食道逆流症は酸性の胃の中身が食道に逆流する病気
- 胸焼け、呑酸、胸痛、のどの違和感などが生じる
- 粘膜にびらんがある逆流性食道炎とびらんがないNERD

食道粘膜に炎症があるケースとないケースがある

強酸性の胃の中身が食道に逆流し、粘膜を刺激したり炎症を起こしたりして、胸焼けや胃からすっぱいものが上がってくる呑酸(どんさん)と呼ばれる症状が現れるものを**胃食道逆流症**といいます。

胃食道逆流症のうち、内視鏡検査で食道粘膜に赤くただれた様子（びらん）が確認できるものを**逆流性食道炎**といいます。逆流性食道炎は肥満ぎみの中高年男性に多い傾向があります。一方でびらんの所見がないケースも多く、これを**非びらん性胃食道逆流症**（NERD）といいます。NERDはやせぎみの若い女性に多いのが特徴です。

食道と胃の境界には胃からの逆流を防ぐ下部食道括約筋（P.38参照）がついていますが、食べすぎや加齢、脂質の多い食事などによってこの括約筋がゆるみ、逆流を起こしてしまうのです。

食べすぎ防止や減量など生活習慣の改善が必要

症状には胸焼けや呑酸のほか、胸痛、咳、喘鳴（胸がゼーゼーする）、のどの違和感、耳の痛みなどがあります。

治療は胃酸を抑える薬などによる薬物治療と、食べすぎない、夜遅く食べない、食後すぐに横にならない、減量、禁煙などの生活習慣の改善が中心です。ひどい場合は内視鏡などで手術を行うことがあります。

胸焼けや胸の痛みは**虚血性心疾患**(きょけつせいしんしっかん)の症状でもあります。強い胸焼けを感じた場合、単なる食べすぎや食道への逆流と決めつけず、病院を受診することが大切です。

試験に出る語句

胃食道逆流症
胃の中身が食道に逆流し、胸焼けなどの症状を起こす。食道粘膜にびらんがあるものを逆流性食道炎、ないものを非びらん性胃食道逆流症（NERD）という。

逆流性食道炎
胃食道逆流症のうち食道下部の粘膜にびらんが認められるもの。肥満ぎみの中高年男性に多い。

非びらん性胃食道逆流症（NERD）
胃食道逆流症のうち食道下部の粘膜にびらんがないもの。胸焼けなどの自覚症状が強い。過敏になった食道粘膜が胃酸で刺激されるのが原因と考えられる。やせぎみの若い女性に多い。non-erosive reflux diseaseの頭文字。

キーワード

虚血性心疾患
心臓に血液を送る冠状動脈が狭くなったりつまったりして、心臓に十分な酸素が送れなくなってしまう病気。心筋梗塞や狭心症などのこと。心筋梗塞では胸焼けや胸痛といった胃食道逆流症と似た症状が起こる。

胃食道逆流症のメカニズム

食道下部にある下部食道括約筋がしっかりと閉まらなくなり、胃の中身が食道に逆流し、胸焼けなどの症状が現れる。

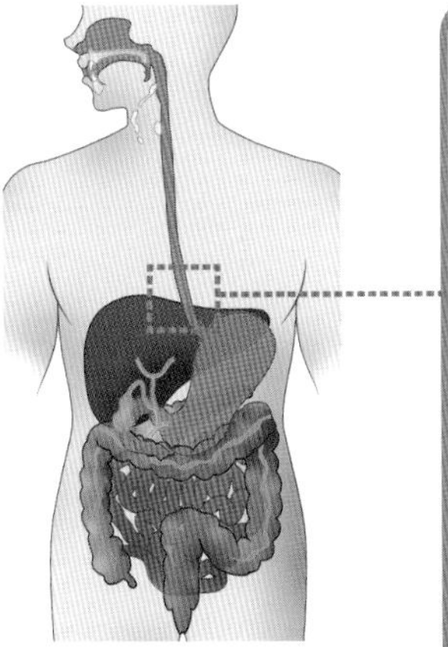

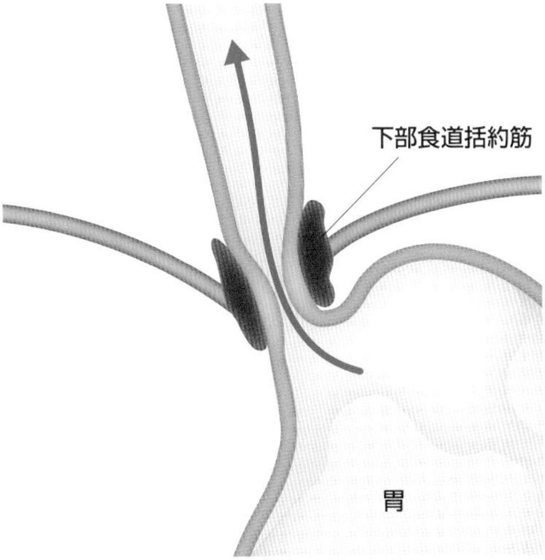

下部食道括約筋がゆるんで、胃の中身が逆流するのが胃食道逆流症。食道の粘膜にびらんがみられるのが逆流性食道炎、びらんがないのが非びらん性胃食道逆流症。

胃食道逆流症の症状

- 胸焼け
- 呑酸（すっぱいものが上がってくる）
- 胸痛
- 咳
- 喘鳴（呼吸時にゼーゼーする）
- のどの違和感
- 耳の痛み　など

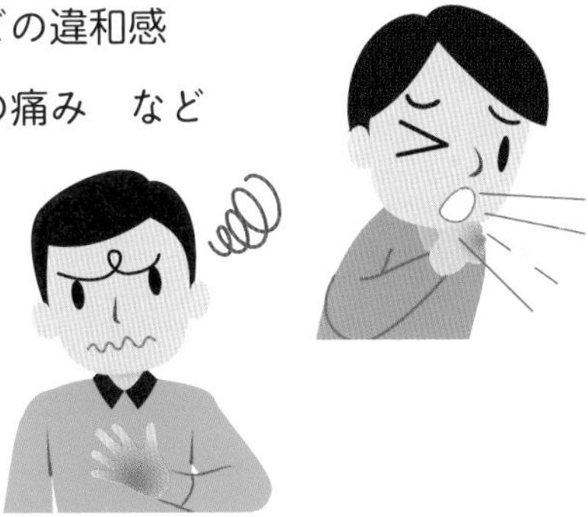

消化器の
代表的疾患

食道がん

ポイント
- 自覚症状が現れにくく早期発見が難しい
- 50代以降の男性に多く、喫煙と飲酒がリスク要因
- 手術と抗がん薬治療と放射線療法を組み合わせて治療する

早期発見が難しいがんの1つ

食道がんの場合、早期では症状がまったくないか、あってもものを飲み込むときにしみる感じがする程度のことも多いので、早期発見が難しいがんだといえます。固形物が飲み込みにくい、のどがつまった感じがする、やせてくるといった典型的な症状は、食道がんがある程度進行してから現れてくるものです。また、進行が早い傾向があり、消化器のがんの中では死亡率が高いがんの1つです。その一方で、内視鏡検査が発展してきたおかげで、人間ドックなどで早期に発見されるケースも増えています。

食道がんになりやすい危険因子としては喫煙と飲酒が挙げられます。熱いものを食べる習慣、野菜や果物の摂取不足とも関係があります。また50代以降の男性に多い傾向があります。

進行度にあわせて治療を選択

がんが食道の壁のどこまで深く入り込んでいるか、リンパ節や遠隔への転移はあるか、まわりの臓器への浸潤(しんじゅん)があるかなどで進行の度合いを評価し、治療方針を決めます。がんが粘膜内にとどまっているのが早期、粘膜下層を越えて筋層に達しているのが進行がんです（右ページ参照）。

治療は手術による切除と抗がん薬による治療、放射線療法を、単独かまたは組み合わせて行います。手術が可能なケースでも、患者さんが高齢だったり基礎疾患をもっていたりする場合などは、抗がん薬の治療と放射線療法を併用した化学放射線療法を選択することがあります。

試験に出る語句

食道がん
食道に発生するがん。早期は自覚症状に乏しく早期発見が難しい。50代以降の男性に多い。喫煙や飲酒がリスク要因。

キーワード

転移
がんが原発巣から離れたところに飛び火すること。

浸潤
がん細胞が周囲にしみていくように広がること。

化学放射線療法
抗がん薬による治療を化学療法といい、これと放射線療法を併用するものを化学放射線療法という。化学放射線療法と手術を併用することもある。

メモ

内視鏡で早期発見
特殊な光をあてながら粘膜を観察すると病変が浮かび上がる狭帯域光観察(きょうたいいきこうかんさつ)（NBI）が開発され、人間ドックなどで食道がんが発見されるケースが増えている。

食道がんの症状

早期の場合は無症状のことが多い。飲酒したときなどにのどがしみる感じがする場合がある。進行すると、固形物が飲み込みにくいなどの症状が現れる。

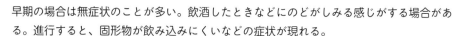

早期

- ほとんど無症状
- 飲酒時などにのどがしみる感じがするなど

進行がん

- 固形物が飲み込みにくい
- のどがつまった感じ
- やせてくる
- 声がかすれる（嗄声）
- 咳、胸が痛い　など

食道がんの進行度と治療方針

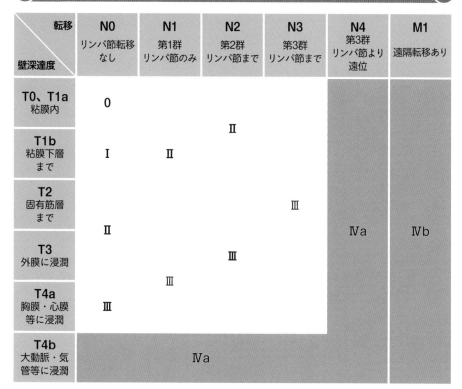

壁深達度＼転移	N0 リンパ節転移なし	N1 第1群リンパ節のみ	N2 第2群リンパ節まで	N3 第3群リンパ節まで	N4 第3群リンパ節より遠位	M1 遠隔転移あり
T0、T1a 粘膜内	0		Ⅱ			
T1b 粘膜下層まで	Ⅰ	Ⅱ				
T2 固有筋層まで	Ⅱ			Ⅲ	Ⅳa	Ⅳb
T3 外膜に浸潤		Ⅲ	Ⅲ			
T4a 胸膜・心膜等に浸潤	Ⅲ					
T4b 大動脈・気管等に浸潤	Ⅳa					

：内視鏡による切除

：手術または化学放射線療法

：科学放射線療法または症状緩和のための治療

※リンパ節の第１群～第３群の分類は原発巣によって異なる。おおむね第１群は原発巣に近く、第３群は遠いもの。

ピロリ菌感染症

ポイント
- ピロリ菌は強酸の胃の中で自分のまわりを中和して生きる
- 萎縮性胃炎を発症し、胃がんに発展することも
- 簡単な検査で感染を確認、抗菌薬などで除菌する

胃炎などを引き起こすピロリ菌

いわゆるピロリ菌はヘリコバクター・ピロリという細菌で、鞭毛（べんもう）と呼ばれるヒゲのようなものをもち、これをらせん状にくるくると回して泳ぎ回るのが特徴です。

ピロリ菌は胃に棲んでいます。胃の中は強酸性で細菌は溶けてしまうはずなのに、ピロリ菌はその中で生きているのです。それは、ピロリ菌がウレアーゼという酵素で胃液に含まれる尿素を分解してアルカリ性のアンモニアをつくり、自分のまわりの酸を中和することができるからです。

ピロリ菌が胃の中にいるだけでは特に症状は現れません。しかしピロリ菌がいると徐々に胃粘膜が薄くなる萎縮性胃炎が起こったり、胃・十二指腸潰瘍や胃がんへと発展したりすることがあります。それは、ピロリ菌を排除しようとする免疫細胞の攻撃が、ピロリ菌ではなく自身の胃粘膜を傷つけてしまうためと考えられています。

感染がわかったら除菌する

日本人の感染率は加齢とともに高くなり、60代以上で60％程度です。感染しているかどうかは、胃粘膜から検体をとってピロリ菌のウレアーゼがあるかどうかを調べる迅速ウレアーゼ試験や、特別なマーキングをした炭素分子を含む尿素を使い、それがピロリ菌によって分解されるかを調べる尿素呼気試験などで調べることができます。

胃炎や胃・十二指腸潰瘍などピロリ菌が原因と考えられる病気があり、ピロリ菌の感染が確認されたら、抗菌薬などいくつかの薬剤を投与して除菌します。

試験に出る語句

ヘリコバクター・ピロリ
ピロリ菌と呼ばれる。らせん状にくるくる動く鞭毛をもつ。強酸の中で、胃液中の尿素を分解してアルカリ性のアンモニアをつくり、自分の身のまわりを中和して生きる。

萎縮性胃炎
胃の粘膜が徐々に薄くなってしまう病気。ピロリ菌感染の大半にみられる。粘膜の細胞が置きかわっていき、そこから胃がんが発生する可能性がある。

メモ

ヘリコ
ヘリコバクターのヘリコはらせんという意味。ヘリコプターも同じ意味から。

ピロリ菌の除菌
まず一次除菌法を7日間行い（70～80％成功）、除菌できなかった場合は薬剤を変えて二次除菌法を行う（90％程度成功）。二次までは保険適用。

ピロリ菌感染症の特徴とリスク

ピロリ菌は胃のなかで生きている

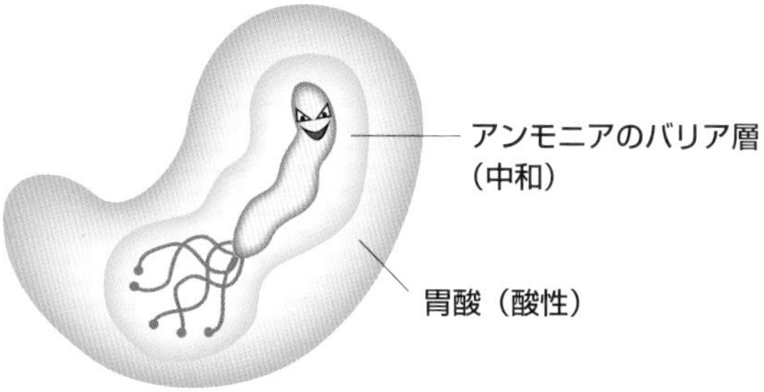

ピロリ菌は、ウレアーゼという酵素で胃液中の尿素を分解し、アルカリ性の物質をつくって自分のまわりの酸を中和して生きている。

感染率は高齢者のほうが高い

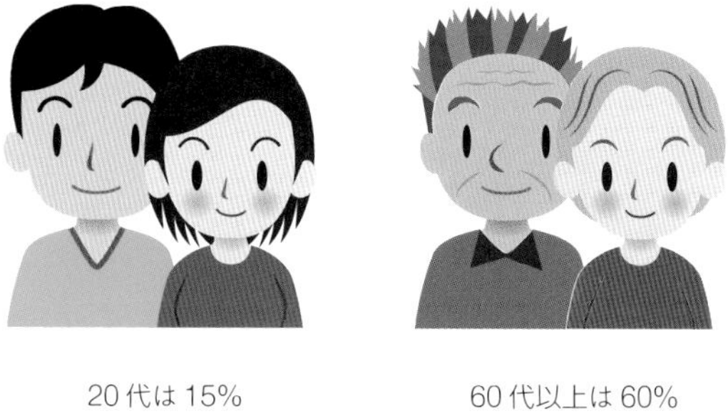

ピロリ菌の感染率は、20代では15%、40代は35%程度だが、60代以上は60%以上にもなる。

萎縮性胃炎から胃がんのリスクに

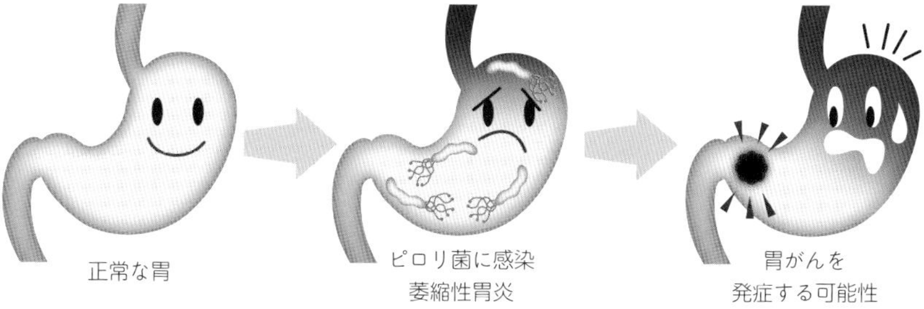

ピロリ菌に感染すると萎縮性胃炎を起こす。萎縮性胃炎は胃がん発症のリスクである。

胃炎

ポイント
- 急性胃炎と慢性胃炎に分けられる
- 急性胃炎の状態は急性胃粘膜病変と呼ばれる
- 慢性胃炎は胃粘膜が萎縮して胃液の分泌が減っている状態

急に起きる胃粘膜の病変

胃炎は大きく急性胃炎と慢性胃炎に分けられます。急性胃炎は急に腹痛が起き、ときに吐き気や嘔吐をともない、ひどい場合は吐血することもある状態です。内視鏡で調べると胃の粘膜が赤くなり、びらんや浮腫、潰瘍が多発しているのが確認できます。そこでこのような状態は近年、急性胃粘膜病変と呼ばれるようになりました。

急性胃粘膜病変の原因の多くはNSAIDsというグループの鎮痛薬の服用やアルコールの飲みすぎ、ストレスなどです。ほかにピロリ菌感染（P.158参照）やサバなどを生で食べたことによるアニサキス感染などが原因になることがあります。急性胃粘膜病変は、鎮痛薬の内服をやめる、飲酒を控えるなどして原因を取り除き、胃酸を抑える薬を内服することで治ります。

胃の機能が弱っている慢性胃炎

慢性胃炎は、胃粘膜に慢性的な炎症が起きていて、粘膜が萎縮して胃液の分泌が減る病気です。慢性的に食欲不振、胃もたれ、胃部膨満感、げっぷなどの症状があり、胃痛をともなうこともあります。ピロリ菌感染が主な原因です。

内視鏡検査を行い、胃粘膜の萎縮の程度、びらんや潰瘍の有無、がんが隠れていないかなどを調べます。そのうえで、胃酸を抑える薬や胃粘膜を保護・修復する薬、消化を助ける消化酵素を内服します。蠕動運動が弱くなっている場合はそれを改善する薬を使って治療します。

試験に出る語句

急性胃粘膜病変
急に腹痛や吐き気・嘔吐が起き、吐血をともなうこともある病態で、胃粘膜に発赤、びらん、潰瘍などがみられるもの。急性胃炎の状態はこう呼ばれる。

慢性胃炎
胃粘膜の慢性的な炎症で、粘膜が萎縮して胃液の分泌が低下している状態。

キーワード

NSAIDs
非ステロイド性抗炎症薬という意味。鎮痛薬として広く使われる薬で、ロキソプロフェン、ジクロフェナク、インドメタシンなどが知られている。

胃炎の原因と主な症状

胃炎は急性と慢性に分けられる。急性胃炎は急性胃粘膜病変と呼ばれる。ストレスや飲酒、ピロリ菌感染などが要因である。

■急性胃炎-急性胃粘膜病変

原因・リスク要因	主な症状
●NSAIDsの副作用 ●大量の飲酒 ●ストレス ●ピロリ菌感染 ●アニサキス感染 ●香辛料のとりすぎ　など	●急な腹痛（心窩部痛） ●吐き気、嘔吐 ●吐血　など

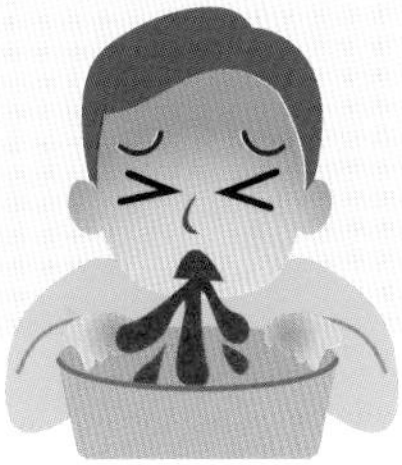

■慢性胃炎

原因・リスク要因	主な症状
●ピロリ菌感染	●食欲不振 ●胃もたれ ●胃部膨満感 ●げっぷ ●胃痛　など

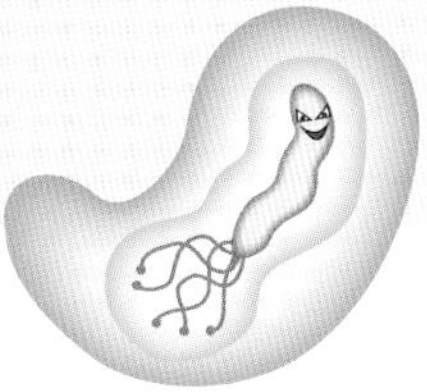

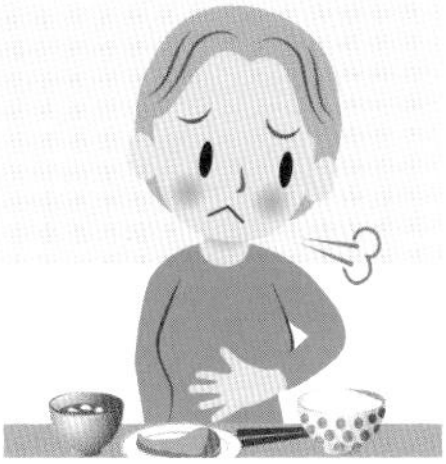

胃がん

ポイント
- 胃粘膜に生じるがんで、罹患率はほぼ横ばい
- ピロリ菌感染、食塩のとりすぎ、喫煙などが危険因子
- 治療の基本は切除で、早期なら内視鏡手術も可能

ピロリ菌感染が重要な危険因子

胃がんとは胃粘膜に生じるがんのことです。発症は70歳以上に多く、近年では早期に発見されるケースが増えて死亡率は下がっていますが、罹患率はほぼ横ばいです（女性はやや減少）。

胃がんの原因として近年重要視されているのはピロリ菌感染（P.158参照）による萎縮性胃炎です。萎縮した胃粘膜では細胞が本来の胃粘膜のものではないタイプのものに置きかわっていて、そこからがんが発生すると考えられています。ほかには食塩のとりすぎ、喫煙、βカロテンの摂取不足などが危険因子とされています。

初期にはほとんど無症状ですが、萎縮性胃炎があると慢性的に食欲不振や胃もたれなどの症状がみられることがあります。やがて腹部不快感や胃痛、吐き気や嘔吐などの症状が現れてきて、体重が減ったり、疲れやすくなったりします。また、がんの部分からの出血で黒色便が出ることがあります。

進行度を評価して治療法を決める

胃の造影検査や内視鏡検査で粘膜の異常を確認し、粘膜を採取して組織を調べます。またCTやMRI、骨シンチグラフィなどの検査でリンパ節や全身の骨などへの転移の有無を確認し、進行度を評価します。

治療の基本はがんの切除で、ごく早期であれば内視鏡手術が可能です。遠い場所に転移している場合は手術はできず、抗がん薬による治療が中心になります。

試験に出る語句

胃がん
胃粘膜に発生するがん。危険因子としてピロリ菌感染が重要である。

キーワード

罹患率
病気になった人の割合。人口10万人のうち何人がその病気にかかったかを示す。

黒色便
胃で出血すると、消化されて黒くなった血液が便に混ざり、黒色便になる。

CT・MRI
画像診断。CTはX線を使い、MRIは磁気を使って体の断面を撮影する。得られた画像で立体映像を構成することもできる。

骨シンチグラフィ
放射性同位元素を使った薬を投与し、骨への取り込み具合を調べる検査。転移したがん細胞は薬をたくさん取り込むので、転移したところが濃く写る。

胃がんの危険因子

胃がんの最大の危険因子は、ピロリ菌感染による萎縮性胃炎である。また、塩のとりすぎや喫煙も危険因子とされる。

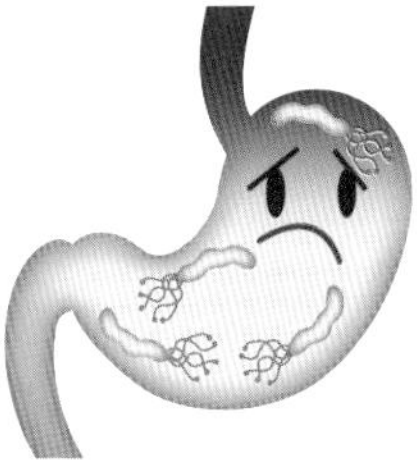

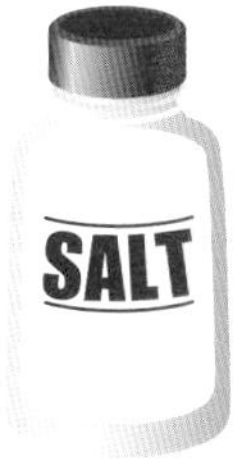

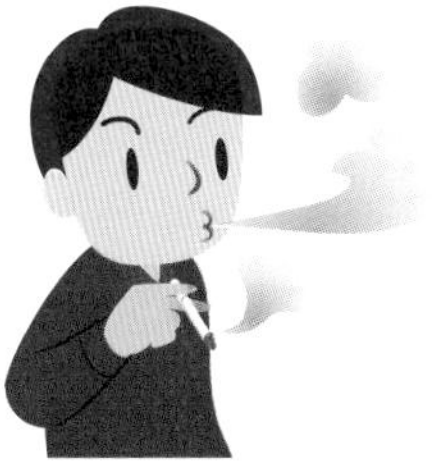

ピロリ菌感染による萎縮性胃炎

塩のとりすぎ

喫煙

胃がんの進行度と治療方針

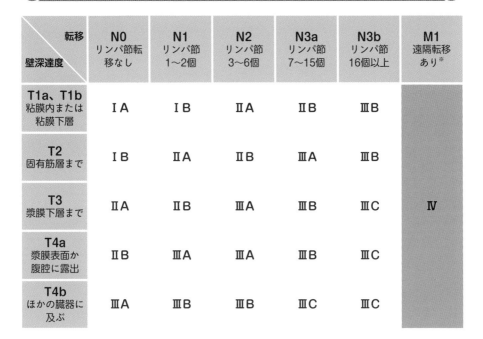

転移／壁深達度	N0 リンパ節転移なし	N1 リンパ節 1〜2個	N2 リンパ節 3〜6個	N3a リンパ節 7〜15個	N3b リンパ節 16個以上	M1 遠隔転移あり※
T1a、T1b 粘膜内または粘膜下層	ⅠA	ⅠB	ⅡA	ⅡB	ⅢB	Ⅳ
T2 固有筋層まで	ⅠB	ⅡA	ⅡB	ⅢA	ⅢB	Ⅳ
T3 漿膜下層まで	ⅡA	ⅡB	ⅢA	ⅢB	ⅢC	Ⅳ
T4a 漿膜表面か腹腔に露出	ⅡB	ⅢA	ⅢA	ⅢB	ⅢC	Ⅳ
T4b ほかの臓器に及ぶ	ⅢA	ⅢB	ⅢB	ⅢC	ⅢC	Ⅳ

：内視鏡による切除

：手術による切除

：化学療法による治療など

リンパ節転移：胃の周囲の領域リンパ節と呼ばれるもののうち何個に転移があるか。

※遠隔転移：壁の深達度やリンパ節転移の数に関係なく遠隔転移があればM1

胃・十二指腸潰瘍

ポイント

- 心窩部痛、胸焼け、吐き気などが主症状
- 出血、消化管の穿孔、幽門部狭窄が三大合併症
- 発症にはピロリ菌感染とNSAIDsが関わっていることが多い

腫瘍が胃や十二指腸の粘膜に生じる

潰瘍とは、皮膚や粘膜などの組織が欠損した状態のことで、それが胃や十二指腸の粘膜に生じた病気が胃・十二指腸潰瘍です。

胃・十二指腸潰瘍の主な症状は心窩部痛（P.137参照）や胸焼け、食欲不振、吐き気・嘔吐などです。さらに潰瘍部分からの出血、潰瘍が深くなって壁に穴があく消化管穿孔、慢性的な潰瘍で粘膜がひきつれて起こる幽門部狭窄といった合併症が起こります。出血によって吐血や下血（P.146参照）が起き、その状態が続くと貧血になります。また穿孔して大量に出血すると血圧が低下してショックに陥ることがあります。

合併症があれば最優先で治療

どのようなメカニズムで潰瘍ができるのかは明確になっていませんが、胃や十二指腸の粘膜を守る働き（防御因子）と、胃酸や消化酵素の作用（攻撃因子）とのバランスが崩れるためだとする説が有力です。そしてこのバランスが崩れてしまう主な原因がピロリ菌感染とNSAIDsの使用です。

穿孔による出血や狭窄による通過障害といった合併症がある場合は、命に関わるためその治療を優先し、必要に応じて手術や内視鏡治療も行います。ピロリ菌感染があれば除菌し、NSAIDsの使用を続けるかをよく検討したうえで、胃酸を抑える薬や粘膜を保護する薬で潰瘍を治します。

試験に出る語句

防御因子
胃の粘膜を酸や消化酵素などから守るもの。粘液やアルカリ性の消化液など。

攻撃因子
胃酸と胃液の消化酵素（ペプシン）など胃粘膜に対して攻撃となるもの。ピロリ菌とNSAIDs、喫煙、ストレスなども攻撃因子となる。

キーワード

穿孔
穴があくこと。消化管に穿孔が起きると出血するだけでなく、腹腔に消化管内の細菌を含む中身が流れ出てしまい、腹膜炎を起こす。

幽門部狭窄
胃の出口の幽門が狭くなって胃の中身が流れ出にくくなった状態。潰瘍ができて治るという変化を繰り返して粘膜がひきつれるのが原因と考えられる。

ショック
血圧が低下し全身の循環障害が起こること。血液が全身に十分に送れなくなった状態。急激な血液量の減少（出血等）などが原因。

胃・十二指腸潰瘍の病因とされるもの

消化管粘膜を守る防御因子と、粘膜に対する攻撃となる因子のバランスが崩れ、攻撃因子のほうが強くなった結果、潰瘍ができるとする説が有力。特にNSAIDsとピロリ菌の影響が大きい。

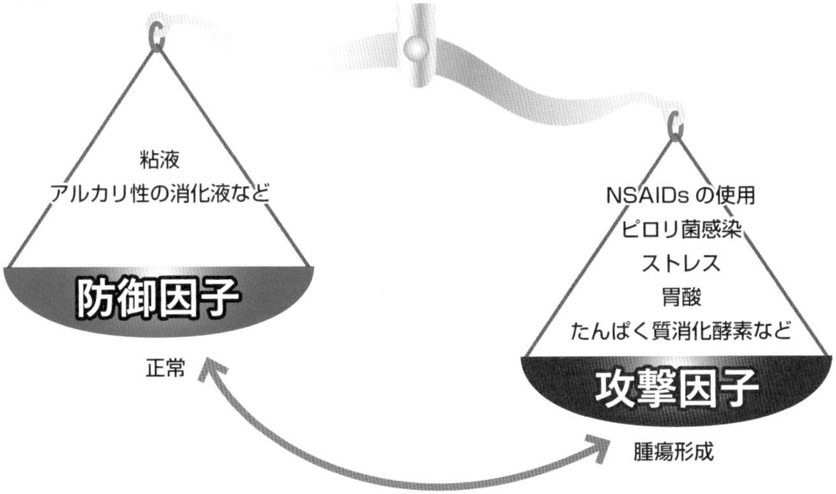

胃・十二指腸潰瘍の症状

出血、消化管穿孔、幽門部狭窄が三大合併症。出血が多くなるとショックを起こすことがある。心窩部痛や胸焼けなどの症状を繰り返し、良くなったり悪化したりする。

三大合併症

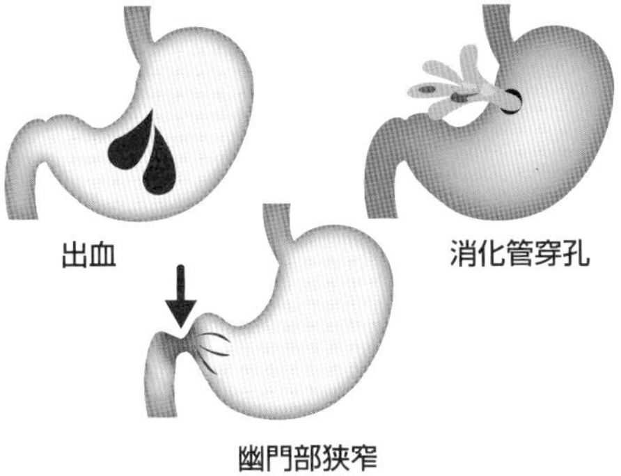

その他の症状

心窩部痛
胸焼け
食欲不振
吐き気・嘔吐
など

消化器の代表的疾患

過敏性腸症候群

ポイント
- 炎症などの所見がないのに腹痛と便通異常が続く病気
- 原因は不明だが、心理的・社会的要因や遺伝的要因に関係
- 治療は便通を整える対症療法と不安の軽減が中心

原因不明の腹痛と便秘・下痢が続く

過敏性腸症候群は、腸に炎症や腫瘍などの病気がないのに、腹痛やお腹の不快感、下痢や便秘が続いたり、繰り返したりする病気です。排便するとすっきりするのが特徴です。便通の状態により、便秘型、下痢型、便秘と下痢の混合型、分類不能型に分けられます。この病気は若い女性に多い傾向があります。

原因はわかっていません。ただし、サルモネラ菌などの感染性腸炎にかかって治ったあとにこの病気を発症する場合があることがわかっています。また、脳の働きと腸の機能が自律神経やホルモンの分泌を介してお互いに影響を与えあう脳腸相関のしくみが、これらの症状を引き起こしていると考えられています。それは、ストレスがかかると悪化する傾向があり、不安や抑うつ、幼少期の虐待の体験といった社会的・心理的要因、痛みに過敏な傾向やある種の遺伝子の異常などの遺伝的要因がこの病気の背景になっている場合が少なくないからです。

便通を整え、不安を軽減する

原因がわからないので、治療は対症療法になります。型に応じて便通を整える薬を使います。食生活を改善し、適度な運動と十分な休養で体調を整え、ストレスを軽減します。

また、不安をやわらげるためリラクセーション法や認知行動療法などを行い、抗不安薬や抗うつ薬を投与します。医師などのスタッフとの信頼関係も重要で、患者の訴えをよく聞き、受容、共感することが大切です。

試験に出る語句

過敏性腸症候群
器質的疾患がないのに腹痛や便通異常が続く病気。排便すると軽快するのが特徴。原因不明。反復する腹痛や腹部の不快感が6カ月以上前に発症し、直近の3カ月間に月3日以上症状があることが診断基準。

脳腸相関
脳の働きと腸の機能が、自律神経やホルモンによって互いに影響しあっているしくみ。

キーワード

リラクセーション法
リラックス反応を誘導してストレス反応を低減させ、精神・神経・筋肉の過剰な緊張を軽減・緩和する方法。

認知行動療法
もののとらえ方や考え方（認知）と行動のくせや思い込みを、より柔軟で穏やかなものに変え、つらさやストレスを軽減していく治療。

過敏性腸症候群の症状

腸に器質的な病気がないのに、下痢や便秘、腹痛などの症状が現れる。排便するとすっきりするのが特徴。ストレスで悪化する。

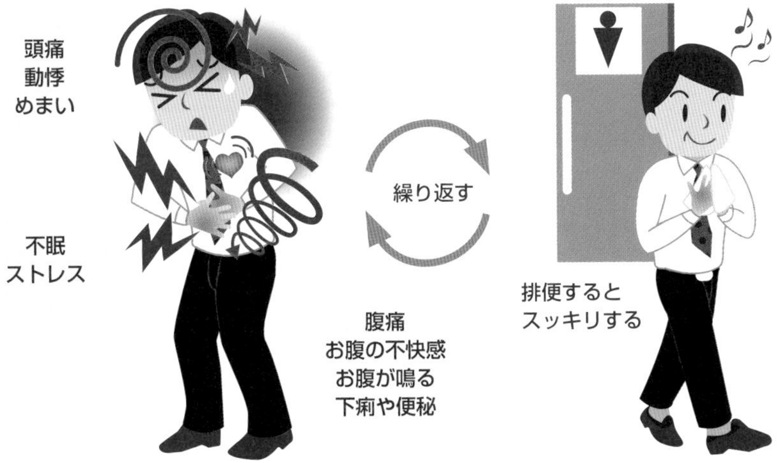

過敏性腸症候群における脳腸相関

脳腸相関とは、脳の働きと腸の働きが、神経やホルモンを介してお互いに影響しあっているシステム。過敏性腸症候群では、遺伝的要因や環境的要因などが脳と腸に影響を及ぼして症状が現れると考えられている。

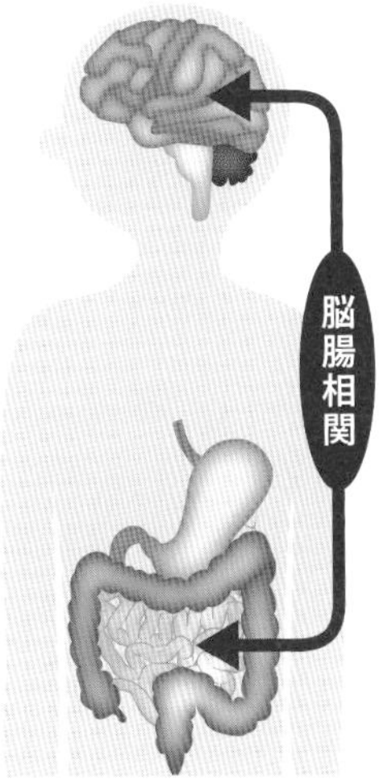

遺伝的要因

- 炎症
- 痛覚など

環境的要因

- サルモネラ菌などの感染
- 腸内細菌叢の質
- 食物アレルギー
- 過敏症など

社会的要因

- ストレスやトラウマなど

心理的要因

- 不安が強いなど

大腸がん

ポイント
- 大腸がんはがんによる死亡の第2位で割合は増加中
- 早期は自覚症状に乏しく、便潜血検査が早期発見に役立つ
- 転移があっても原発巣が切除できるなら手術する

欧米型の食事は大腸がんの要因

大腸がんは、がんができた場所によって上行結腸がん、直腸がんなどの名称がつきます。大腸のどの場所にも発生しますが、特にS状結腸と直腸に多い傾向があります。大腸がんは日本人のがんによる死亡原因の第2位で、すべてのがんによる死亡に占める割合は増加しています。

高脂質、高たんぱく質で食物繊維が少ない欧米型の食事は大腸がんの危険因子です。また、慢性大腸炎などの炎症性の病気が大腸がんの発生と関係があると考えられています。さらに遺伝的な素因がある場合、比較的若い年齢で発症することがあります。

可能な限り切除するのが治療の基本

早期ではほとんど自覚症状がなく、健康診断の便潜血検査が早期発見に役立ちます。進行すると腹痛、便秘、下痢、腹部膨満感などの自覚症状や、便が細い、血が混じるといった症状が現れます。このような症状は、通過する便が液状の大腸前半より、固形になってくる大腸後半のがんに現れやすい傾向があります。

前述の便潜血検査のほか、大腸内視鏡検査、注腸造影、CT 検査、血液検査などで進行度などを判断します。治療の基本は手術による切除です。ある程度進行して転移がある場合でも、原発巣が切除できるなら手術をする傾向があります。さらにいくつかの抗がん薬を組み合わせたり、分子標的薬や免疫チェックポイント阻害薬と呼ばれる薬を使ったりする薬物療法も行われ、治療成績もよくなっています。

試験に出る語句

大腸がん
大腸にできるがん。S状結腸と直腸に多い傾向がある。

分子標的薬
がん細胞の増殖に必要な特定の分子を攻撃し、がん細胞の増殖を防ぐ薬。

免疫チェックポイント阻害薬
がんは、自分を攻撃しようとする免疫細胞をだまして攻撃させないようにする力をもつ。この薬は、免疫細胞がだまされないようにして、免疫細胞ががんを攻撃できるようにするもの。

キーワード

注腸造影
肛門から大腸に造影剤を注入し、造影する検査。がんがあると食べ終わったリンゴの芯のような形に映ることがある。これをアップルコアサインという。大腸がんに特徴的な所見。

メモ

大腸がんによる死亡
がんによる死亡のうち大腸がんによる死亡は、女性は第1位、男性は第3位である。

大腸がんの症状

早期はほとんど無症状で、健康診断の便潜血検査が早期発見に役立つ。進行すると腹痛や便通異常などの自覚症状がみられるようになる。

大腸がんの症状

早期

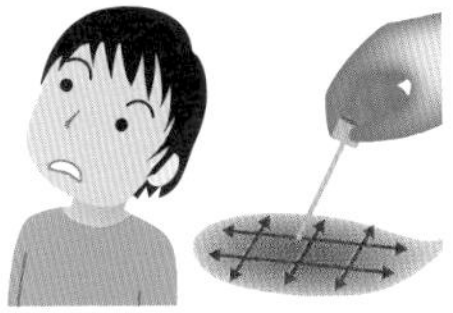

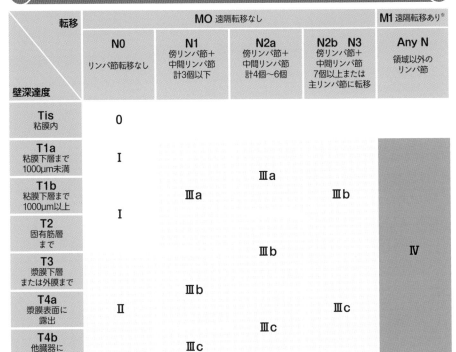

ほとんど無症状　便潜血検査陽性

進行すると…

- 腹痛
- 便秘
- 下痢
- 腹部膨満感
- うんこが細い
- うんこに血が混じる

アップルコアサイン

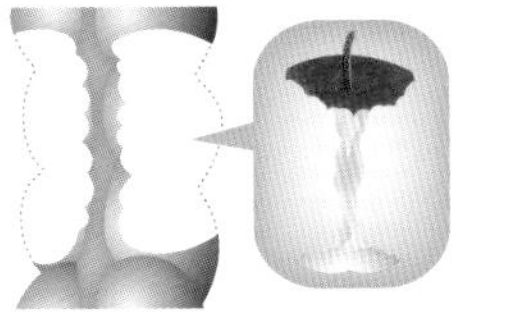

注腸造影で、がんの部分が欠けて食べ終わったリンゴの芯のような形に見えること。

大腸がんの進行度と治療方針

壁深達度 ＼ 転移	M0 遠隔転移なし N0 リンパ節転移なし	M0 遠隔転移なし N1 傍リンパ節＋中間リンパ節計3個以下	M0 遠隔転移なし N2a 傍リンパ節＋中間リンパ節計4個～6個	M0 遠隔転移なし N2b　N3 傍リンパ節＋中間リンパ節7個以上または主リンパ節に転移	M1 遠隔転移あり※ Any N 領域以外のリンパ節
Tis 粘膜内	0				
T1a 粘膜下層まで1000μm未満	Ⅰ	Ⅲa	Ⅲa	Ⅲb	Ⅳ
T1b 粘膜下層まで1000μm以上	Ⅰ	Ⅲa	Ⅲa	Ⅲb	Ⅳ
T2 固有筋層まで	Ⅰ	Ⅲa	Ⅲb	Ⅲb	Ⅳ
T3 漿膜下層または外膜まで	Ⅱ	Ⅲb	Ⅲb	Ⅲc	Ⅳ
T4a 漿膜表面に露出	Ⅱ	Ⅲb	Ⅲc	Ⅲc	Ⅳ
T4b 他臓器に直接浸潤	Ⅱ	Ⅲc	Ⅲc	Ⅲc	Ⅳ

（白地）：内視鏡による切除
（網掛け）：手術または化学放射線療法
（濃い網掛け）：化学療法による治療など

リンパ節転移：領域リンパ節が腸管傍リンパ節、中間リンパ節、主リンパ節に分けられる。
※遠隔転移：領域以外のリンパ節やほかの臓器に転移があればM1

肝炎

ポイント
- 肝炎は肝炎ウイルスの感染によるものが多い
- 急性肝炎は劇症化や慢性化しないようにすることが大切
- 慢性肝炎は肝がんに発展することがある

ウイルス性肝炎が多く、急性と慢性がある

肝炎は肝臓に炎症が起きる病気の総称です。主な病気には、ウイルス性肝炎（A型・B型・C型・D型・E型）、自己免疫性肝炎、薬剤性肝炎、アルコール性肝障害（P.172参照）などがあります。それぞれ急に発症するものを急性肝炎、炎症が6カ月以上続くものを慢性肝炎といいます。

急性肝炎で多いのは肝炎ウイルスの感染によるものです。生の貝などを食べて経口感染するA型肝炎と、血液や性交渉などで感染するB型肝炎で急性肝炎の半分以上を占めます。症状は全身倦怠感、食欲不振、吐き気・嘔吐、発熱などで、黄疸や褐色尿が現れることがあります。

安静と食事療法で治ることが少なくありません。ただし、B型肝炎の重症化とC型肝炎の慢性化には注意が必要で、これらの感染の場合は積極的な薬物療法を行います。

慢性肝炎には気づいていないことも

日本では慢性肝炎の約7割がC型肝炎、約2割がB型肝炎によるものです。いずれも強い症状が現れにくく、あってもだるい、食欲がないといった程度で、病気に気づかないことも少なくありません。問題なのは、無症状でも炎症は続いていて、徐々に肝臓の組織が線維化し、肝硬変から肝がんへ発展する可能性があることです。

血液検査でウイルス感染など肝炎の原因を特定し、肝炎の状態を調べて、状況に合わせた薬物療法を行います。この病気には長期戦で取り組むことが大切です。きちんと通院して治療を続け、肝がんなどの発症を監視します。

試験に出る語句

A型肝炎
生の牡蠣などから経口感染する。慢性化やがん化することはほとんどない。

B型肝炎
血液や性交渉などで感染する。劇症肝炎になることがある。数%が慢性化し、肝がんに発展することがある。子どものときに母子感染などで感染すると、無症状のままウイルスのキャリアになることがある。

C型肝炎
血液感染する。症状があまり出ないのが特徴。長い年月をかけて慢性肝炎から肝がんを発症する。

キーワード

肝硬変
肝臓の炎症が続き、そのために壊れた肝小葉が線維化してしまい、肝臓全体が硬くなる病気（P.172参照）。線維化のため肝臓表面がボコボコになる。

急性肝炎と慢性肝炎の特徴

■急性肝炎：急に発生する

原因	症状
●A型肝炎（経口感染） ●B型肝炎（血液感染、性感染） ●自己免疫性肝炎 ●薬物性肝障害 ●アルコール性肝障害　など	●全身の倦怠感 ●食欲不振 ●吐き気や嘔吐 ●発熱 ●黄疸、褐色尿　など ⇒重症化することがある（特にB型肝炎）

■慢性肝炎：炎症が6カ月以上続く

原因	症状
C型肝炎（7割） ●輸血、注射器の使い回しなどで感染 ●20～40年もの年月を経て肝硬変や肝がんを発症 **B型肝炎（2割）** ●母子感染	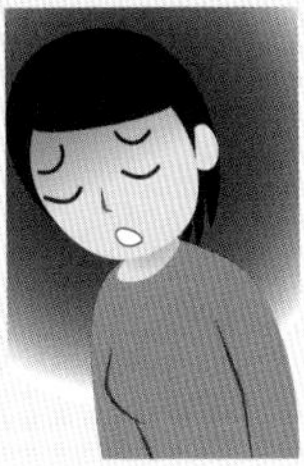 ●ほとんど無症状 ●だるい ●食欲がない ⇒無症状でも徐々に進行し、やがて肝硬変から肝がんへ発展する可能性がある

アルコール性肝障害・肝硬変

ポイント

- 大量のアルコールが肝臓を傷つける
- 肝炎から肝硬変、肝がんへと発展することがある
- 障害を受けた肝臓の組織が傷跡のように線維化する

アルコールを飲みすぎると肝臓がいたんでいく

アルコールを大量に飲んだり、休肝日を設けずに飲み続けたりすると、アルコール性肝障害になり、それが発展すると脂肪肝や肝炎、肝硬変などになることがあります。

アルコールは体に毒なので、肝臓がすみやかに無毒化します（P.90参照）。しかし、飲酒量が多くなると肝臓がアルコールの処理で手一杯になり、脂質の代謝が後回しになります。すると、処理しきれない脂肪が肝臓にたまってフォアグラのような脂肪肝になります。また、アルコールが代謝される途中でできるアセトアルデヒドが肝臓の組織をいためます。さらにアルコールによって腸内細菌が増え、細菌由来の猛毒のエンドトキシンが腸から吸収されやすくなり、これが肝臓に流れ込んで組織を傷つけ、肝炎に至ります。

肝硬変から肝がんになるリスクが高い

いたんだ組織は傷跡のように硬く線維化していきます。線維化すると元どおりに治ることはなく、線維化した部分がひきつれて肝臓表面がボコボコになります。これが肝硬変です。肝硬変になると肝臓が本来の仕事を処理できず、血液中にアンモニアなどの毒性の物質が増え、肝性脳症（かんせいのうしょう）と呼ばれる意識障害が起こります。また、門脈からの血液が肝臓に入れず迂回路に流れてあちこちに静脈瘤ができたり、血管から血漿がしみ出して腹水がたまったりします。

肝硬変は肝がんに発展することが少なくありません。禁酒し、残った肝臓の機能を守りつつ、肝がんになっていないかを定期的にチェックする必要があります。

試験に出る語句

アルコール性肝障害
アルコールによって肝臓の組織がダメージを受けた状態。脂肪肝、肝炎、肝硬変から肝がんへと発展することがある。禁酒が必要。

エンドトキシン
大腸菌などのグラム陰性菌の細胞壁の成分で、細菌が破壊されると遊離する。毒性があり、肝臓などの組織を障害する。

肝性脳症
肝機能の低下と門脈圧の上昇により、たんぱく質の中間代謝産物であるアンモニアなどの毒性物質が脳に到達し、意識障害が起こる。

メモ

適度なアルコールとは
飲酒は適量であれば健康を害することはないと考えられている。日本人の適量は純アルコールにすると1日20gとされ、ビール（アルコール度5%）なら500mℓ、日本酒なら1合、ワインなら200mℓ程度。

アルコール性肝障害から肝硬変・肝がんへ

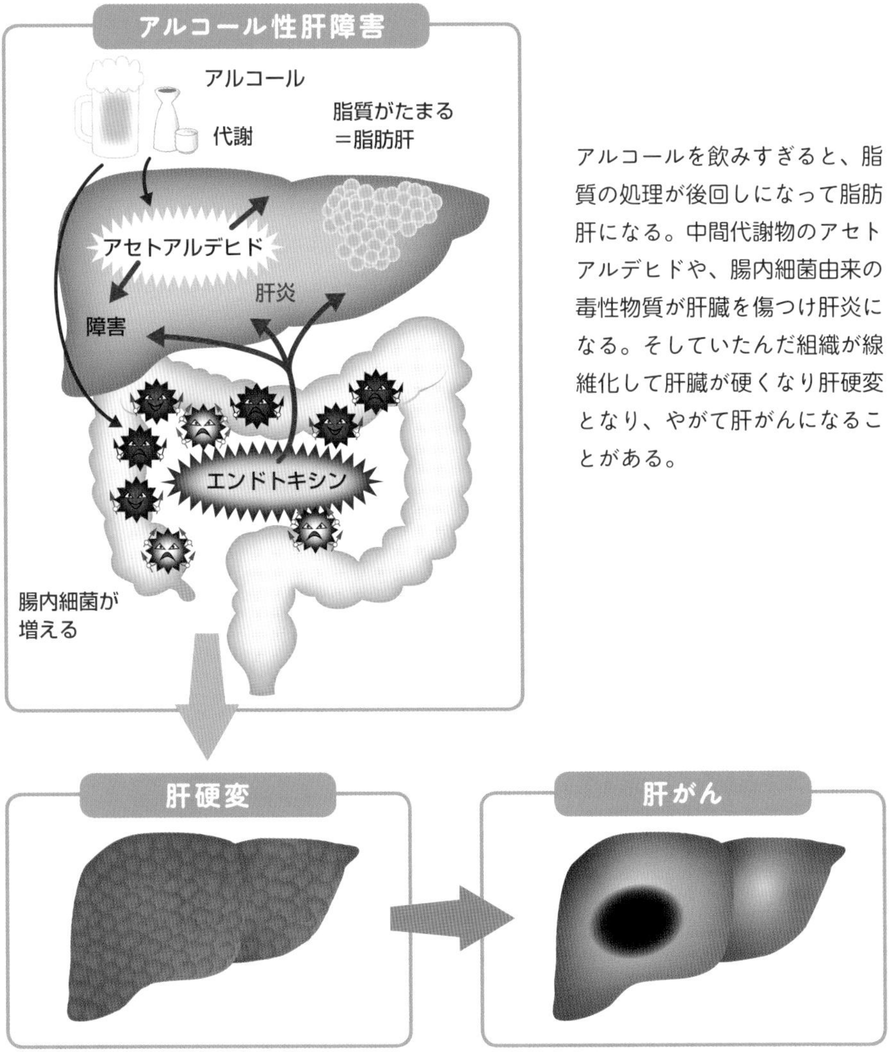

アルコールを飲みすぎると、脂質の処理が後回しになって脂肪肝になる。中間代謝物のアセトアルデヒドや、腸内細菌由来の毒性物質が肝臓を傷つけ肝炎になる。そしていたんだ組織が線維化して肝臓が硬くなり肝硬変となり、やがて肝がんになることがある。

COLUMN 肝炎・アルコール性肝障害に有用な運動療法

肝炎やアルコール性肝障害など肝臓に問題がある場合、以前は安静にすることが推奨されていましたが、近年では骨格筋筋肉量の減少（サルコペニア）を防ぎ、肥満にならないために運動療法が有用だと考えられています。

肝がん

ポイント
- 原発性肝がんと転移性肝がんがあり、転移性が圧倒的に多い
- 原発性肝がんの大半は肝細胞がんである
- 肝細胞がんの大半はＣ型・Ｂ型肝炎ウイルス性肝炎が原因

原発性肝がんは転移性の20分の1

肝がんには、肝臓から発生する**原発性肝がん**と、ほかの臓器のがんが転移してできる**転移性肝がん**がありますが、ここでは原発性肝がんについて解説します。数としては圧倒的に転移性肝がんのほうが多く、原発性肝がんは転移性肝がんの20分の1です。

原発性肝がんの95%は肝細胞から発生する**肝細胞がん**で、その60%はＣ型、次いで15%がＢ型のウイルス性の慢性肝炎が原因です。60歳以上の男性に多く、飲酒や喫煙が危険因子です。また原発性肝がんの5%は肝内胆管がんで、これも60歳以上の男性に多い傾向がありますが、原因などははっきりしていません。

肝硬変から同時多発的に発生することも

肝細胞がんは慢性肝炎から肝硬変、肝がんへと発展して発症することが多いので、慢性肝炎などで治療をしている場合は、肝がんの発症の有無を定期的にチェックします。特に肝硬変の場合、肝臓のどこからがんが発生してもおかしくないうえ、同時、または時間をおいて多発的に複数の場所からがんが発生すること（**多中心性発がん**）があり、放置は危険です。

治療法は、残っている肝臓の機能と腫瘍の数や大きさなどを総合して決定します。手術でがんがある区域（P.85参照）を切除するほか、ラジオ波やマイクロ波で腫瘍を焼く治療や、エタノールを注入したり、腫瘍に向かう血管をつまらせたりしてがんを壊死させる治療もあります。抗がん薬による治療や肝移植も治療の選択肢です。

試験に出る語句

肝がん
原発性肝がんと転移性肝がんがあり、95%は転移性である。

原発性肝がん
肝臓から発生する肝がんの総称。それに対してほかの臓器から転移してきたものを転移性肝がんという。原発性肝がんには肝細胞がんと肝内胆管がんがある。

肝細胞がん
肝細胞から発生するがんで、原発性肝がんの大半を占める。Ｃ型・Ｂ型肝炎ウイルスによる慢性肝炎が原因の大半を占める。

キーワード

多中心性発がん
肝硬変の状態にある場合、肝臓のどこからがんが発生してもおかしくない。そんな中で、同時多発的にあるいは時間差で複数の場所からがんが発生することを多中心性発がんという。

原発性肝がんと転移性肝がん

肝がんには肝臓から発生する原発性肝がんと、ほかの臓器からの転移性肝がんがあり、その大半は転移性肝がんである。

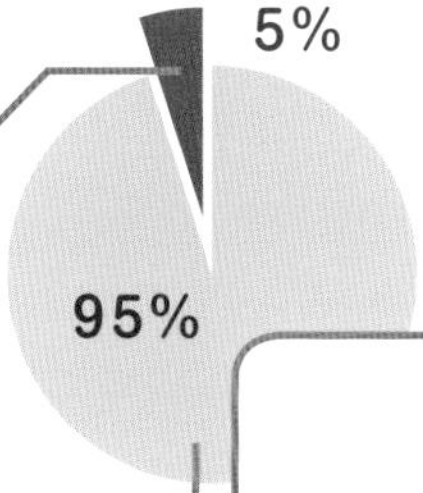

原発性肝がん

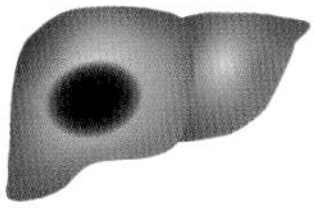

C型・B型肝炎ウイルスによる慢性肝炎から肝硬変、肝がんへ。

多中心性発がん

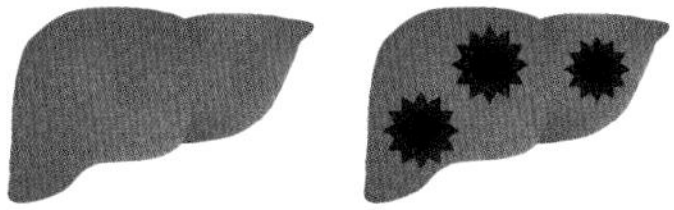

肝硬変は、肝臓のどこからがんが発生してもおかしくない状態。同時多発的に、または時間差でいくつものがんが発生することを多中心性発がんという。

転移性肝がん

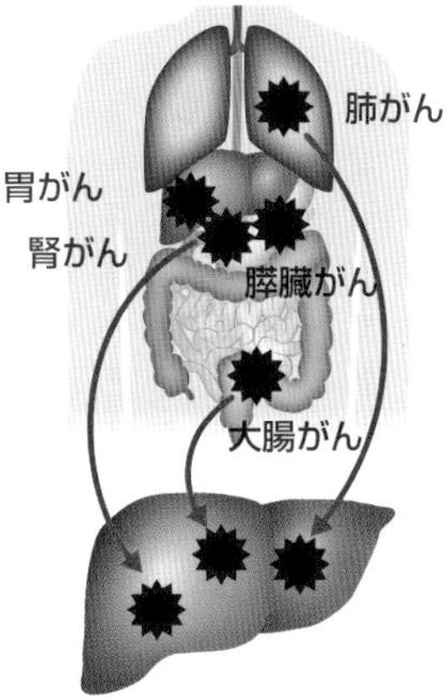

原発性肝がんの進行度

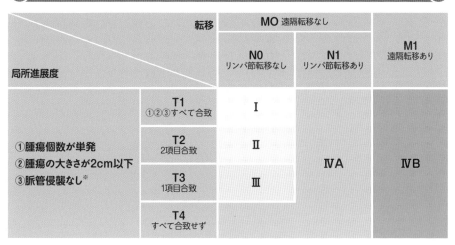

転移 ＼ 局所進展度		MO 遠隔転移なし		M1 遠隔転移あり
		N0 リンパ節転移なし	N1 リンパ節転移あり	
①腫瘍個数が単発 ②腫瘍の大きさが2cm以下 ③脈管侵襲なし※	T1 ①②③すべて合致	Ⅰ	ⅣA	ⅣB
	T2 2項目合致	Ⅱ	ⅣA	ⅣB
	T3 1項目合致	Ⅲ	ⅣA	ⅣB
	T4 すべて合致せず	ⅣA	ⅣA	ⅣB

※脈管侵襲なし：門脈、肝静脈、肝内胆管への侵襲を認めない

胆石症

ポイント
- 胆道にできた石を胆石、それによって症状が出るのが胆石症
- コレステロール結石とビリルビンカルシウム石がある
- 危険因子は「5F」、肥満や高脂質の食事は発症リスク

胆石症の多くは胆のう結石

胆のうや胆管といった胆汁の通り道（胆道）にできた石を胆石、その石が原因で痛みなどの症状が現れたものを胆石症といいます。石がある場所によって胆のう結石、総胆管結石などと呼びます。胆石症の約70％は胆のう結石です。

胆石は胆汁の成分が何らかの原因でかたまってしまったものです。石は主にコレステロールか、ビリルビンとカルシウムが結合したものでできています。コレステロールだけ、ビリルビンだけの石もありますが、2つが混じった石ができることもあります。コレステロールを含む石は胆のうの中に、ビリルビンカルシウムでできた石は胆管にできる傾向があります。

40代女性の太った人がかかりやすい

危険因子はForty（40代）、Female（女性）、Fatty（肥満）、Fair（白人）、Fecund（多産）の「5F」です。動物性脂質の取りすぎや脂質異常症、ホルモン剤の使用、妊娠、糖尿病なども胆石症のリスクです。

石があるだけでは無症状ですが、脂質の多い食事のあとに胆のうが収縮し、胆石が胆のう頸部や胆のう管にひっかかると胆のう内圧が上がり、痛みの発作が起こります。痛みの発作に対しては抗コリン薬やNSAIDsなどの鎮痛薬を投与します。胆石に対しては石の場所や痛みの有無などにより、胆のうごと切除する手術、体の外から衝撃波をあてて石を砕く治療、内視鏡で十二指腸側から胆道にアプローチして石を取り除く治療などを行います。

試験に出る語句

胆道
胆汁の通り道となるところ。肝管、胆のう、胆のう管、総胆管など。

胆石・胆石症
胆道にできた石を胆石、それによって痛みなどの症状が出たものを胆石症という。

キーワード

脂質異常症
血液中の脂質であるLDLコレステロールや中性脂肪などが異常値を示すもの。善玉コレステロールのHDLコレステロールは低いほうが異常。

内視鏡・腹腔鏡
細い管状のものの先にカメラがついた医療機器。自在に曲がって消化管の中を観察したり病巣を切除したりするのが内視鏡。曲がらないタイプでお腹の皮膚を小さく切ったところから入れて病巣にアプローチするのが腹腔鏡。

胆石症の分類と特徴

胆石症の大半が胆のう結石である。石がひっかかって胆汁の流れをせき止めたり、十二指腸からの細菌が逆行性感染を起こしたりする。

胆のう結石

70%

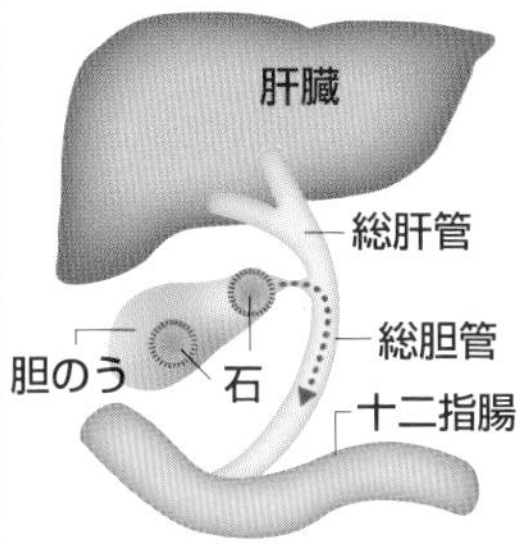

胆のう内に石ができる。胆のうが収縮して石が胆のう管などにひっかかると、胆のうの内圧が上がって痛みの発作が起こる。

総胆管結石

14%

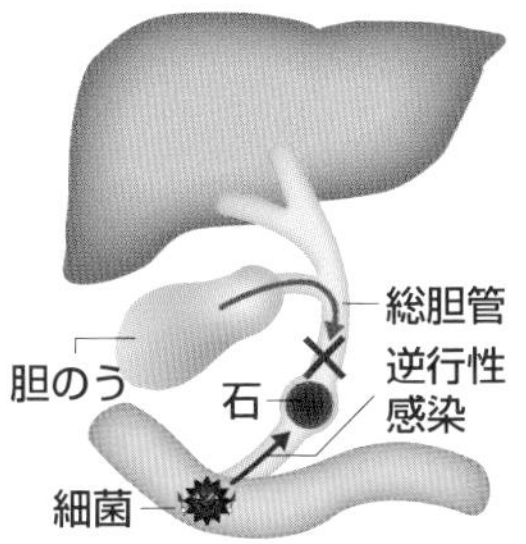

総胆管にある石。胆のうなどの上流から落ちてきたか、石が総胆管内でできたもの。胆汁がせき止められ、十二指腸からの逆行性感染も起こる。

肝内結石

3.5%

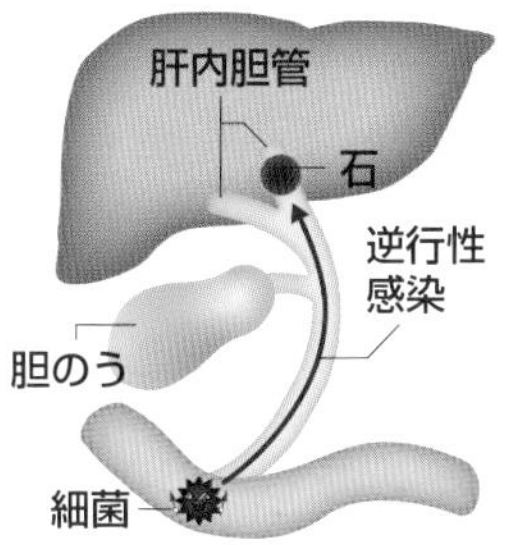

肝内胆管にできる石。肝臓の左葉に多い。肝内胆管がんを合併していることが多い。十二指腸からの逆行性感染を起こすことがある。

胆石症の症状

通常は無症状だが、脂質の多い食事をしたあと、胆のうが収縮し、胆石が胆のう管などにひっかかると、強い痛みや吐き気などをともなう胆石発作を起こす。

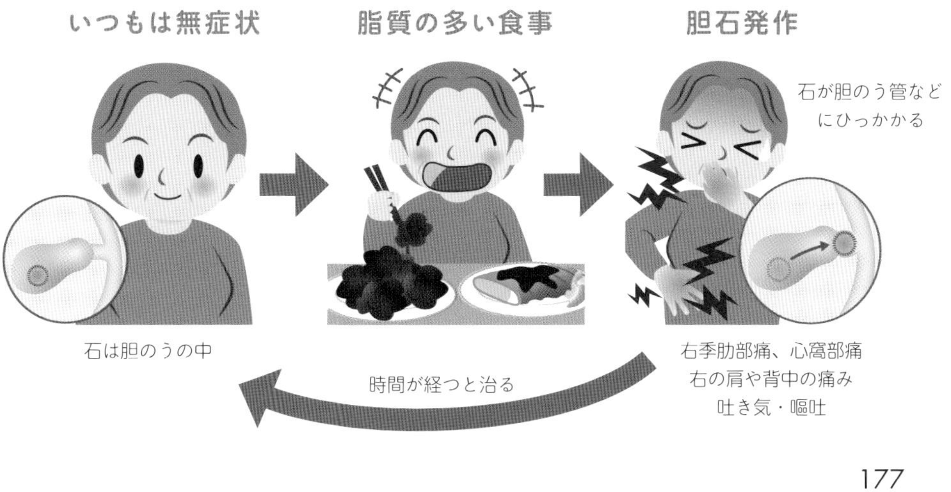

胆道感染症（胆のう炎・胆管炎）

ポイント
- 胆汁の通り道が塞がれて感染を起こす胆道感染症
- 胆のうの出口に石がつまって起こる胆のう炎
- 胆管炎は急激に重症化してショックや意識障害を起こす

胆のうの出口に石がひっかかって起こる胆のう炎

胆道のどこかで感染による炎症が起きたものが**胆道感染症**で、**胆のう炎**と**胆管炎**があります。

胆のう炎は、胆のうの出口に**胆石**（P.176参照）がひっかかって胆汁が滞るのが原因です。胆汁の刺激で粘膜がダメージを受け、腸から入り込む大腸菌などの細菌によって感染が起きます。ひどい場合は胆のうに穴があき、胆汁が腹腔に漏れ出して腹膜炎を起こします。

主な症状は右季肋部（みぎきろくぶ）の痛み、発熱、吐き気や嘔吐などです。右季肋部を圧迫しながら深呼吸すると、息を吸うときに痛みで息が止まる**マーフィー徴候**という特徴的な症状があります。治療の原則は胆のうの摘出です。

急に重篤になることがある胆管炎

胆管炎は、総胆管に胆石がひっかかるか、または腫瘍ができて胆汁がせき止められるのが原因です。出口を失った胆汁が胆管内で滞り、さらに腸から入り込んだ大腸菌などの細菌によって胆管に炎症が起こります。

胆管炎の場合、急に重篤な状態に陥ることがあります。胆管に炎症を起こした細菌や、細菌の細胞壁の成分で毒性のある**エンドトキシン**を含んだ胆汁が肝臓に逆流し、血管にまで入り込むと、ショック、意識障害、急性腎不全など全身に重い症状を引き起こし、死亡することがあるのです。この状態を**重症急性胆管炎**といいます。これを予防するため、胆管炎に対しては早急に内視鏡か皮膚の上からチューブを入れる方法で胆汁を流す必要があります。

試験に出る語句

胆道感染症
胆石や腫瘍のため胆汁の流れが滞り、腸からの大腸菌などによって感染が起こる。胆のうに起こる胆のう炎と、胆道に起こる胆管炎がある。

胆のう炎
胆のうの出口に胆石がひっかかり、胆汁が滞って胆のうに入り込んだ大腸菌などによって炎症が起こる。治療の原則は胆のう摘出。

胆管炎
総胆管に胆石がつまったり腫瘍ができたりして胆汁がせき止められて起こる。胆管に細菌感染が起こり、その細菌や細菌由来のエンドトキシンが肝臓へ、血管内へと逆流してショックに至る重症急性胆管炎を起こすことがある。

胆のう炎の原因と症状

胆のう炎の主な原因は胆石で、主な症状は食後の季肋部痛や発熱などである。

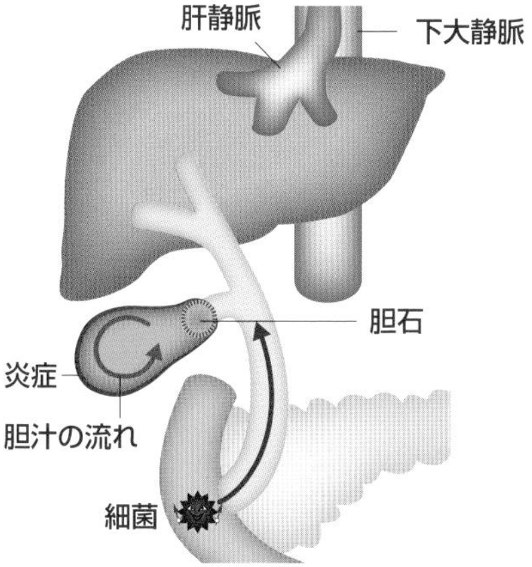

胆石が胆のう管などにつまり、胆汁が出ていけなくなる。胆汁の刺激で胆のう粘膜が障害を受けたり、腸から逆行に細菌が入り込んで感染を起こしたりする。

マーフィー徴候

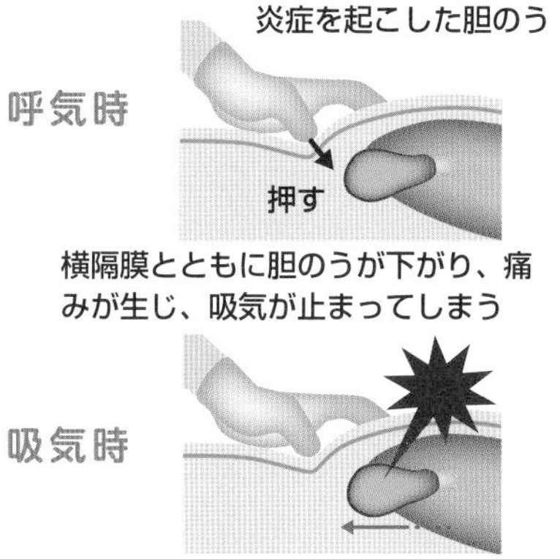

食後などに季肋部痛、発熱、吐き気・嘔吐などが現れる。

胆管炎の原因と症状

胆管炎は、胆石か腫瘍が胆汁の流れをせき止めることで起こる。死亡することもある重症急性胆管炎を起こすことがあり、早急に胆道ドレナージが必要である。

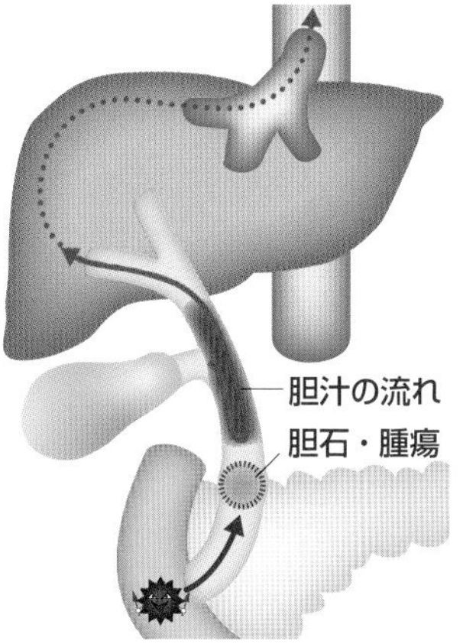

総胆管の胆石か腫瘍が胆汁をせき止めるのが原因。腸から細菌が入り込んで感染を起こす。腸内細菌の影響で重症急性胆管炎を起こすことがある。

胆道ドレナージ

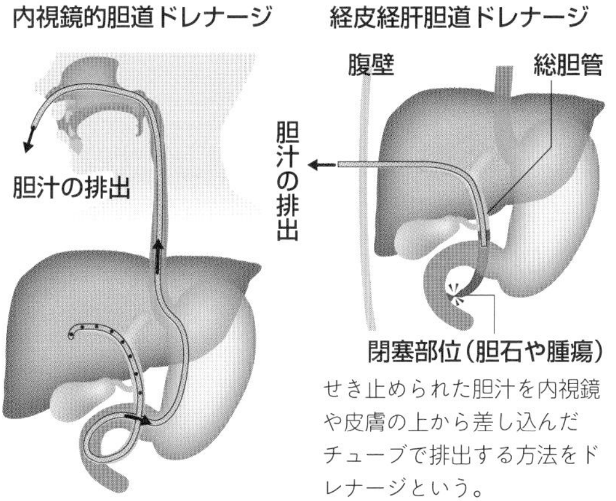

せき止められた胆汁を内視鏡や皮膚の上から差し込んだチューブで排出する方法をドレナージという。

胆のうがん・胆管がん

ポイント
- 胆のうにできる胆のうがんは高齢の女性に多い傾向がある
- 胆管がんは肝門部領域胆道がんと遠位胆管がんに分けられる
- がんができる場所によって黄疸が出たり出なかったりする

高齢の女性に多い胆のうがん

胆のうがんは胆のうの中や胆のう管にがんができる病気で、高齢の女性に多い傾向があります。早期にはほぼ無症状ですが、右上腹部の痛みや吐き気・嘔吐、食欲不振、体重減少などの症状が現れたり、進行して胆汁の流れが滞ると黄疸（P.148参照）が現れたりすることがあります。

超音波検査や血液検査などで胆のうがんと診断された場合、進行度にあわせて胆のうやリンパ節などを切除します。手術ができない場合は、抗がん薬などによる治療を行います。

肝門部がんと遠位胆管がんに分けられる胆管がん

肝管や総胆管に起こる胆管がんは、高齢の男性に多い傾向があります。胆管がんはがんの場所によって現れる症状や治療法が異なるため、肝門部領域胆管がんと遠位胆管がんに分類されます。肝内胆管に生じるがんもありますが、これは肝臓のがんとして取り扱われます。

胆管がんは、せき止められた胆汁が肝臓のほうへ、そして血流へと逆流し、黄疸が起こりやすいのが特徴です。肝門部領域胆管がんも黄疸で発症します。

治療の原則は手術による切除です。肝門部領域胆管がんの場合、肝管だけでなく胆のうや肝臓の一部、その周囲のリンパ節も切除します。遠位胆管がんの場合は胆のうと総胆管に加え、胃の一部や膵頭部、周辺のリンパ節まで切除することがあります。手術ができない場合は抗がん薬などによる治療を行います。

試験に出る語句

胆のうがん
胆道がんに分類される。胆のうや胆のう管にできるがん。早期は無症状で、進行すると黄疸がみられることがある。高齢女性に多い。

胆管がん
高齢男性に多い。肝門部領域胆管がんと遠位胆管がんに大別される。

キーワード

肝門部
肝臓下面の門脈や固有肝動脈、左右の肝管が出入りするところ。

遠位
起点となるところから遠いところという意味。反対語は近位。

胆のうがんの症状と治療

胆のうがんは高齢の女性に多いがんである。主な症状と治療は以下のようになる。

胆のうがんの症状

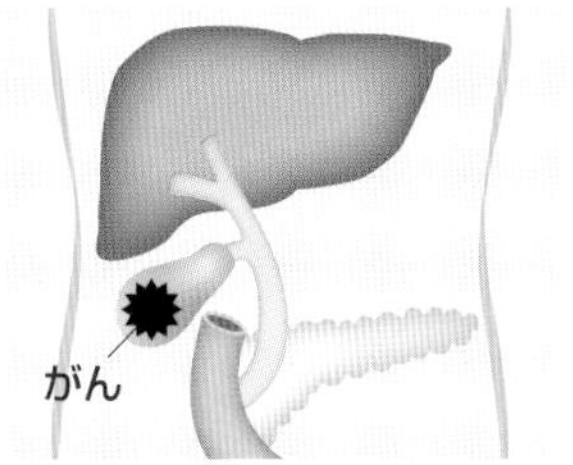

胆のうの中にがんができるのが胆のうがん。早期はほぼ無症状。ある程度進行すると右上腹部痛、吐き気･嘔吐、食欲不振、体重減少、黄疸などが現れる。

胆のうがんの治療

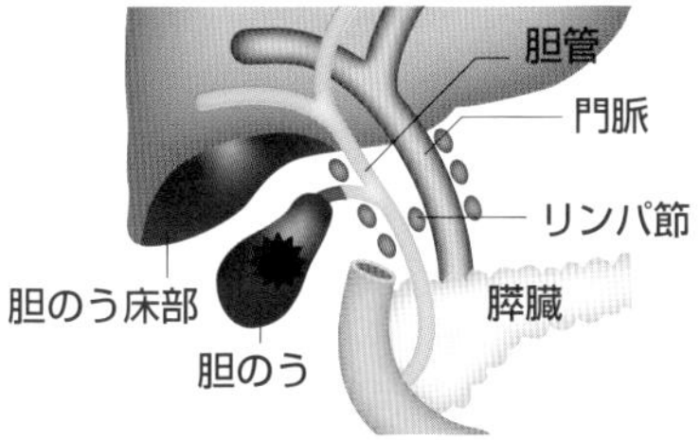

早期であれば胆のうのみ切除するが、進行している場合は肝臓の一部やまわりのリンパ節も切除する。抗がん薬による治療も行われる。

胆管がんの症状と治療

胆管がんの症状

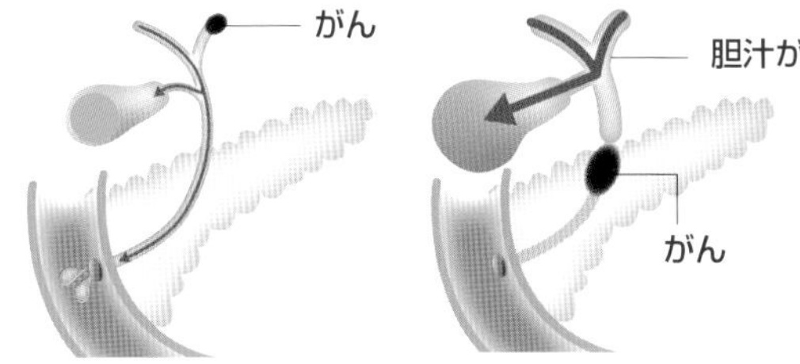

肝門部領域胆管がん　　遠位胆管がん

早期には無症状のことが多いが、進行すると全身倦怠感や食欲不振などの症状が現れる。胆管がんは胆汁がせき止められて逆流するので黄疸が起こりやすい。

胆管がんの治療

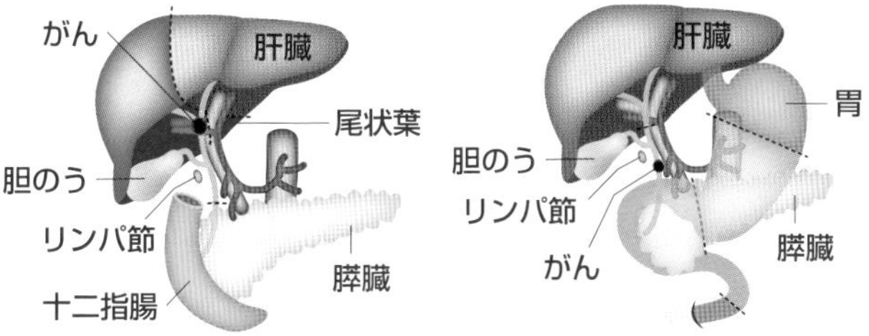

肝門部領域胆管がんの切除範囲　　遠位胆管がんの切除範囲

がんのできる場所によって切除範囲が違う。手術ができない場合は、抗がん薬などによる治療を行う。

膵炎(急性膵炎・慢性膵炎)

ポイント
- 膵炎は急性も慢性も大量の飲酒が最大の要因
- 急性膵炎は消化酵素が膵臓自体を消化してしまう病気
- 慢性膵炎は徐々に膵臓の機能が失われていく病気

ショックを起こして死亡することがある急性膵炎

急性膵炎はアルコールの飲みすぎなどが原因で、膵液に含まれるたんぱく質の消化酵素（P.56・104参照）が膵臓自体や周囲の臓器を自己消化してしまう病気です。

通常、膵液が流れる導管は壁から分泌される粘液で守られているうえ、たんぱく質の消化酵素は分泌時点では消化能力をもたず、十二指腸に出てから活性化するため、膵臓自体が消化されることはありません。ところが胆石などが流れをせき止めて膵液が逆流したり、アルコールや薬剤などの影響で膵臓の組織がいたんだりしていると、消化酵素が膵臓の中で活性化し、自己消化を始めてしまいます。激しい腹痛や背部痛、吐き気や嘔吐などが起こり、重篤な場合はショックを起こして死亡することがあります。すみやかに入院し、絶食と点滴、鎮痛薬の投与などの治療を行います。

消化酵素もホルモンも出なくなる慢性膵炎

慢性膵炎は、長期にわたるアルコールの大量摂取によって膵臓の炎症が続き、長い年月をかけて膵臓の組織が線維化、石灰化し、徐々に機能が低下していく病気です。飲酒後や脂質の多い食事のあとで腹痛の発作が起きる状態が5～10年も続きます。やがて膵臓の障害が進行し、消化酵素が分泌できなくなって下痢や脂肪便が続き、ホルモンの分泌もできなくなって糖尿病を発症します。

治療には禁酒が絶対条件です。また膵臓の組織はいたんでしまうと修復できないので、足りなくなった消化酵素やホルモンを薬で投与し続けなければなりません。

試験に出る語句

急性膵炎
胆石やアルコールの飲みすぎなどで膵液が膵臓に逆流して膵臓自体を消化する病気。ショックから死亡することがある。

慢性膵炎
長期にわたる大量のアルコール摂取により、徐々に膵臓の組織のダメージが進み、やがて外分泌の機能も内分泌の機能も著しく低下する。

キーワード

自己消化
膵臓が出す消化酵素が膵臓自体を消化してしまうこと。

急性膵炎の発症メカニズムと症状

急性膵炎は、アルコールの飲みすぎなどが原因で、膵臓のたんぱく質消化酵素が膵臓自体を消化してしまう病気である。

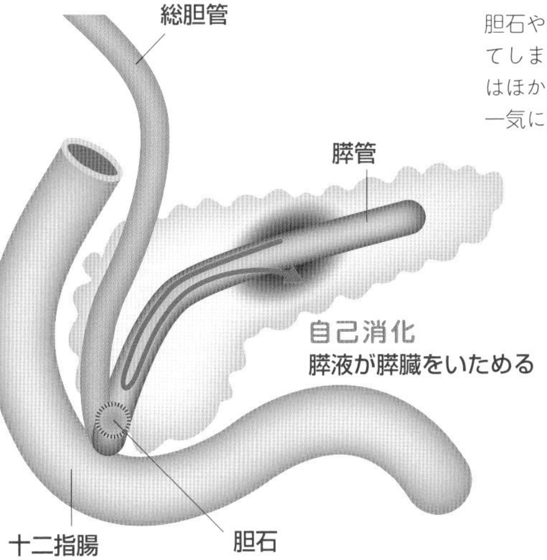

胆石や大量の飲酒などで、膵液が自己消化を始めてしまう。特にトリプシンが重要で、トリプシンはほかのたんぱく質消化酵素も活性化するため、一気に自己消化が進行してしまう。

急性膵炎の症状

- 急な激しい腹痛
- 吐き気・嘔吐
- 背部痛
- 発熱・悪寒
- 食欲不振

⇒重篤になるとショックで死亡も

慢性膵炎の経過

慢性膵炎は、アルコールなどの影響で膵臓の組織が徐々にいたんでいき、やがて外分泌の機能も内分泌の機能も低下してしまう病気。

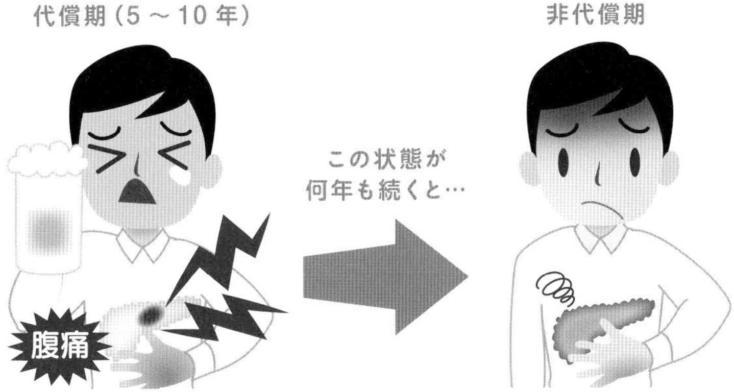

膵臓の外分泌と内分泌の機能がある程度保たれている時期を代償期という。飲酒後や脂質の多い食事のあとで腹痛、下痢が起こることがある。

やがて外分泌機能・内分泌機能がともに低下し、失われていく。この時期を非代償期という。下痢・脂肪便が出る。糖尿病を発症する。

膵臓がん（膵がん）

ポイント
- 膵臓がんとは一般的に膵管から生じる膵がんのこと
- 症状が出にくく、発見時には進行していることが多い
- 糖尿病の発症で発見されることがある

膵臓がんは早期発見が難しい

膵臓にできるがんにはいくつかのタイプがありますが、もっとも多いのが膵管の細胞から生じる**膵がん**で、一般的に「膵臓がん」という場合はこの膵がんを指します。

膵がんは高齢者に多く、この病気の罹患数と死亡数はどちらも徐々に増加しています。早期の段階では症状が現れにくいため、発見されたときには手術ができないほど進行していることも多く、**5年生存率**は10％程度とがんの中でもっとも**予後**が悪い病気といえます。

遺伝的素因がある人や喫煙者は定期検査を

進行すると腹痛や腰背部痛、黄疸、体重減少などの症状が現れます。また、がんによって膵臓のホルモンを分泌する機能が低下すると、急に**糖尿病**を発症したり悪化したりすることがあります。「糖尿病になったと思ったら、実は膵がんだった」という場合もあるのです。

遺伝的に**膵炎**などの病気がある場合や、**慢性膵炎**など膵臓の病気がある場合は膵がんを発症するリスクが高いといえます。また、喫煙もリスク因子です。早期発見が難しいがんなので、リスクが高いと考えられる人は定期的に検査をしてみることが大切です。

切除ができる段階で発見できれば手術をし、術後に抗がん薬による治療を行います。ただし、前述のように手術ができない状態で発見されることも多く、その場合は抗がん薬による治療や、抗がん薬と放射線療法を組み合わせた化学放射線療法を行います。

試験に出る語句

膵がん
膵管の細胞から生じるがんで、正式には浸潤性膵管がんという。一般的に「膵臓がん」という場合はこの病気を指す。高齢者に多い。早期発見が難しく、5年生存率は10％程度とされる。

キーワード

5年生存率
診断されてから5年後にどのくらいの患者さんが生きているかを示す。主にがんの治療効果を判定するときに使われる。

予後
病気の行く末、見通しのこと。「予後が悪い」「予後不良」とは、死亡する可能性が高いこと。

膵がんの症状

早期はほとんど無症状で、発見が難しい。腹痛や黄疸などの症状が現れたときにはすでにある程度進行していることが多い。

早期

ほとんど無症状

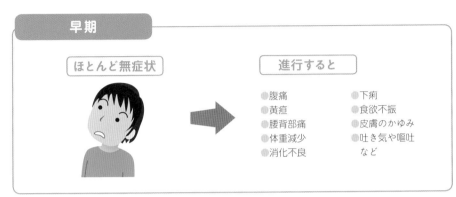

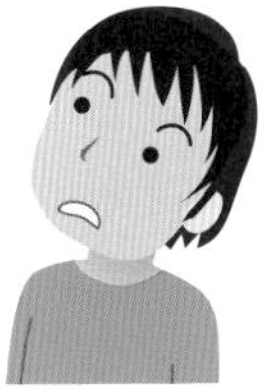

進行すると

- 腹痛
- 黄疸
- 腰背部痛
- 体重減少
- 消化不良
- 下痢
- 食欲不振
- 皮膚のかゆみ
- 吐き気や嘔吐

など

膵がんの進行度

膵がんのステージは、下記の日本膵臓学会のものと、国際的に使われている国際がん連合(UICC) の分類があり、両方使われている。

<table>
<tr><th rowspan="2">転移 ／ 局所進展度</th><th colspan="2">領域リンパ節への転移</th><th rowspan="2">離れた臓器への転移がある</th></tr>
<tr><th>なし</th><th>あり</th></tr>
<tr><td>大きさが2cm以下で膵臓内に現局している</td><td>ⅠA</td><td rowspan="3">ⅡB</td><td rowspan="4">Ⅳ</td></tr>
<tr><td>大きさが2cmを超えているが膵臓内に現局している</td><td>ⅠB</td></tr>
<tr><td>がんは膵臓外に進展しているが、腹腔動脈や上腸間膜動脈に及ばない</td><td>ⅡA</td></tr>
<tr><td>がんが腹腔動脈もしくは上腸間膜動脈へ及ぶ</td><td colspan="2">Ⅲ</td></tr>
</table>

出典：日本膵臓学会編「膵癌取扱い規約　2016年7月（第7版）」（金原出版）

索引

か行

さ行

た行

な行

は行

ま行

や行

ら行

【監修者紹介】

山田 篤生（やまだ・あつお）

2001年、山口大学医学部医学科卒業。2008年、東京大学大学院医学研究科内科学専攻博士課程修了。東京大学医学部附属病院、公立学校共済組合関東中央病院で研修後、2008年より東京大学医学部附属病院消化器内科特任臨床医、2011年より同助教を務める。

編集	有限会社ヴュー企画（山本大輔・加藤朱里） 岩井浩之（マイナビ出版）
カバーデザイン	伊勢太郎（アイセックデザイン）
本文デザイン・DTP	中尾剛（株式会社バズカットディレクション）
執筆協力	鈴木泰子
イラスト	池田聡男

運動・からだ図解　消化器のしくみ

2020年9月30日　初版第1刷発行

監修者　山田篤生
発行者　滝口直樹
発行所　株式会社マイナビ出版
〒101-0003
東京都千代田区一ツ橋2-6-3 一ツ橋ビル2F
電話　0480-38-6872（注文専用ダイヤル）
03-3556-2731（販売部）
03-3556-2735（編集部）
URL　https://book.mynavi.jp/
印刷・製本　シナノ印刷株式会社
※価格はカバーに表示してあります。
※落丁本、乱丁本についてのお問い合わせは、TEL0480-38-6872（注文専用ダイヤル）か、
電子メールsas@mynavi.jpまでお願いいたします。
※本書について質問等がございましたら、往復はがきまたは返信切手、返信用封筒を同封のうえ、
㈱マイナビ出版編集第2部書籍編集1課までお送りください。
お電話でのご質問は受け付けておりません。

ISBN978-4-8399-7247-9